❧ Hormoner i Balance ❧

Sådan tackler du svedeture, søvnproblemer,
overvægt og humørsvingninger

2. udgave - nu med flere opskrifter

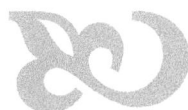

Læge Charlotte Bech

Forlaget Guldkornene

Kolofon

Hormoner i Balance
Forfatter: Copyright Charlotte Bech, www.charlottebech.dk
Udgave: 2. udgave, 1. oplag 2017
Omslag: Charlotte Bech
Trykkeri og sted: www.LULU.com
ISBN: 978-87-93391-05-5

Indhold

11. MORMORARME OG SLAP BÆKKENBUND – LÆR DE BLIDE METODER TIL STRAMMERE MUSKLER...134

ᛒᏗ   Tak til Charlotte Bech

"Jeg mødte læge Charlotte Bech i forbindelse med et interview til I Form. Siden blev det til flere interviews, Charlotte Bech lærte mig TM meditation, og jeg redigerede hendes bøger *Godt og Sundt for Børn* samt *Hormoner i Balance*. Samarbejdet med Charlotte Bech og det deraf følgende indblik i den ayurvediske livsfilosofi har haft afgørende betydning for mit liv.

Det er således Charlotte Bech jeg kan takke for, at vi hjemme i min familie passer vores søvn, går i seng senest kl. 22, ofte sover til middag, giver kroppen hvile, når den beder om det, og kommer hviledagen i hu om søndagen. Charlotte Bech gik ene kvinde mod tidsånden i 0'erne og understregede, at søvn og hvile er kroppens absolutte behov og forudsætning for præstere og - ej at forglemme - holde sig rask.

Det er også Charlotte, jeg kan takke for, at vi spiser grød, lægger dagens største måltid til middag, bruger gurkemeje og giver børnene masser af varm økologisk sødmælk. Og så var det Charlotte Bech, der lærte mig at meditere – og anbefalede en af landets dygtigste yogalærere til min yogauddannelse.

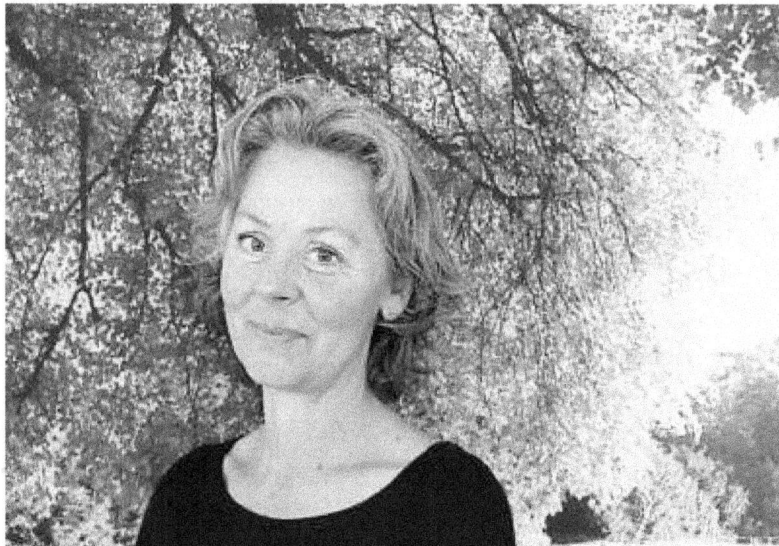

Men vigtigst af alt:

Ayurveda har været med til at vise mig vejen tilbage til det liv, man levede på landet førhen, og genopfrisket for mig, at denne livsstil er værd at stræbe efter og holde fast i.

Både Charlotte Bech og jeg er vokset op på en gård i frisk luft, med ubegrænset bevægelsesfrihed, omgivet af dyr, køkkenhave, marker, natur og høj himmel – og med både søskende, forældre, folk og bedsteforældre inden for rækkevidde. Hun har bestyrket mig i, at jeg ikke var galt på den, fordi jeg fulgte min natur og mit hjerte og var hos mine børn og min mand, min køkkenhave og mit komfur... og lod livet komme i første række og livet ude på arbejdsmarkedet i anden."

- Mette Møllevang, journalist, forfatter til *Er der en mor til stede?* gift, mor til tre, hjemmearbejdende, køkkenhavedyrkende. www.skriveriet.dk.

Forord

෨   Sådan bruger du bogen

Bogen indeholder så mange råd, at det godt kan virke lidt uoverskueligt at følge dem alle på en gang. Det er heller ikke meningen. Hvis du bare kan finde én ting, som du kan overkomme at gøre, er det godt. Husk at lidt er bedre end ingenting.

1. Find dit symptom: Kig i oversigten på næste side, og find det symptom/de symptomer, som du selv har.
2. Find kapitlet med dit symptom: Læs det kapitel, der hjælper dig med dine symptomer. Hvis du både er generet af hedestigninger, vægtproblemer, træthed og mormorarme, kan det være en stor mundfuld at arbejde med alle generne på en gang. Vælg det symptom, som generer dig mest, og giv dig selv en periode på tre måneder, hvor du følger rådene til de valgte symptomer. Tag derefter fat på næste symptom.
3. Vælg det der tiltaler dig mest. Du behøver ikke slavisk at følge alle de råd, der er nævnt i det pågældende kapitel. Tanken er, at du vælger de kostråd og sunde vaner, som tiltaler dig mest, og gennemfører så meget af det, du kan uden at anstrenge dig.
Hvis du har fået det bedre efter tre måneder, drejer det sig om at bevare balancen og forebygge, at du mister den igen. Det kan du gøre ved at fortsætte med de ting, som du har det godt med og kan mærke virker bedst for dig, dog ikke nær så hyppigt mere.

Bliv inspireret - men find din egen sandhed
Med andre ord: Vælg de råd, der giver mest mening for dig og dit liv, og lad resten ligge. Lad dig inspirere her i bogen – men find så din egen sandhed. Rigtig god fornøjelse!

Tal med din læge
Vejledningerne her i bogen er for sunde og raske. Vejledningen er forebyggende og kan bruges som supplement til anden lægefaglig behandling. Hvis du overhovedet er i tvivl om noget, så tal med din egen læge. Hvis du fejler noget, eller har fejlet noget, som en hormonfølsom tumor, så tal med din egen læge først, inden du følger rådene her i bogen.

Bogen bygger på ayurveda
Bogen vejleder i, hvordan man kan supplere den gængse behandling i den traditionelle lægevidenskab med ayurvediske råd om kost og livvstil (fra den klassiske indiske tradition). Når bogen henviser direkte til ayurvedisk teori og ayurvediske principper, står der: "Ifølge ayurvedisk teori". Læs mere om Ayurveda bagest i bogen.

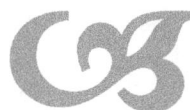

෬

Hvor finder du hvilket symptom?

Overgangsfasens typiske symptomer og hvilket kapitel de beskrives i

- Hvis du lider af: **Hedeture, svedeture, nedture, andre hormonelle forandringer**: Læs i Kapitel 1.
- Hvis du lider af: **Hårtab, tyndt hår, spaltet hår, skøre negle, flossede neglerødder, tørre negle**: Læs i Kapitel 2.
- Hvis du lider af: **Tør hud, rynker, appelsinhud, eksem**: Læs i Kapitel 3.
- Hvis du lider af: **Søvnproblemer, træthed, anspændthed, uro, rastløshed**: Læs i Kapitel 4.
- Hvis du lider af: **Stakåndethed, hørbart åndedræt, tørhed i munden, halsen og næsen, overfladisk vejrtrækning, nedsat livskraft**: Læs i Kapitel 5.
- Hvis du lider af: **Trykken for brystet, brystsmerter, uregelmæssig hjerterytme, forhøjet blodtryk, forhøjet kolesterol**: Læs i Kapitel 6.
- Hvis du lider af: **Svamp, blærebetændelse, udflåd, allergier**: Læs i Kapitel 7.
- Hvis du lider af: **Overvægt, træthed, dårlig fordøjelse, nedsat appetit, problemer med at tabe sig, fedt omkring navlen**: Læs i Kapitel 8.
- Hvis du lider af: **Hævede fødder, poser under øjnene, sovemærker, vægtøgning, væskeansamlinger, blærebetændelse**: Læs i Kapitel 9.
- Hvis du lider af: **Ændringer i menstruationen, usikkerhed omkring prævention**: Læs i Kapitel 10.
- Hvis du lider af: **Slappe muskler, mormorarme, slap bækkenbund og dårligere syn**: Læs i Kapitel 11.
- Hvis du lider af: **Sarte knogler**: Læs i Kapitel 12.

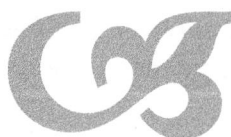

∞   Glæd dig – en befriende forvandling venter

Enig. Overgangsalder er nok et af de mest uskønne ord, man kan præsentere for dig. Noget af det sidste, du ønsker at forholde dig til eller forbinde dig med, ikke? Ingen kvinder med deres sunde fornuft i god behold går og længes efter at komme i overgangsalderen. Men hvad nu hvis det ikke er en selvfølge, at livet efter de 40 er lig med en nedadgående kurve med hedestigninger, svedeture, træthed og rynker? Hvad nu hvis du kan vende kurven, så den går opad mod større velvære, glæde, energi og skønhed?
Denne bogs vigtigste mål er at vise, at ikke blot er det muligt, men også meningen, at en ny og vidunderlig tid begynder ved 40 års alderen.

Naturlige metoder
Bogen skiller sig ud ved at tage afsæt i yogatraditionens sundhedsdel, ayurveda. Den ayurvediske videnskab indeholder en lang række konkrete livsstilsråd, som viser dig, hvordan du ved selvhjælp kan tackle alle de forandringer, der naturligt følger med overgangsfasen. Ayurveda åbenbarer hidtil ukendte og virksomme råd mod alt lige fra mormorarme og væskeophobninger til træthed og overvægt. Alt sammen udelukkende ved hjælp af naturlige midler.

Det hele begynder allerede omkring de 35
Det er ikke tilfældigt, at det offentlige sundhedssystem trækker en grænse ved 35 år og tilbyder scanninger og ekstra undersøgelser til kvinder, der venter barn efter denne alder. For det er netop her, at naturen begynder at give kvinden fri fra forplantningsarbejdet. Det betyder, at kroppen undergår en række hormonelle forandringer. Niveauerne for alle de forskellige hormoner stiger og falder. Og alle disse forandringer kan betyde tørre slimhinder (som bl.a. medfører øget risiko for infektioner eller vanskeligheder med at holde på urinen), hedestigninger, svedeture, øget risiko for hjerte-kar-sygdomme, irritabilitet, nærtagenhed, humørsvingninger, søvnproblemer, hovedpine, problemer med hukommelse og koncentrationsevne, tør og slap hud og meget andet.

Overgang til frihed
Der er en overgangsfase, som ligger mellem den periode, hvor hormonerne fungerer optimalt med henblik på frugtbarhed og reproduktion, og så den periode, hvor du bliver helt fri for menstruationer. Fasen ligger fra cirka 35 til cirka 60 år. Det er denne forandringsperiode, der her i bogen bliver kaldt overgangsalderen.
Bogen viser dig, hvordan du kan tackle de gener, der kan følge med de hormonelle forandringer. Og den viser dig, hvordan du kan bruge forandringerne konstruktivt til at få det bedre i en sundere krop med større udstråling. Hele formålet med bogen her er at hjælpe dig med at bruge din nye livsfase til vækst og udvikling, så du kan skabe en lys og lykkelig fremtid.

Du kan godt begynde at glæde dig
Jo, det er sandt. Du kan godt begynde at glæde dig. For det er lige nu, du er på vej mod nye højdepunkter i dit liv. Det er lige nu, du har chancen for at blive sundere og få det bedre med

dig selv. Det er nu, du tager hul på en ny livsfase, hvor du gradvis bliver mere fri for presset fra hele tiden at skulle bevise din værdi som et fødedygtigt objekt.

Der sker en transformation. Det er uundgåeligt, at din krop går fra et stadie til et andet. Men det er en fordel. For når din krop er midt i en transformationsproces, betyder det, at du kan vælge.

Ønsker du, at forandringen skal være til det bedre eller det værre? Du kan faktisk bruge din nye livsfase som en enestående chance til at få mere sundhed, skønhed og styrke.

Udfold dine skabende evner

Hvis du har været mor og ikke skal have flere børn, kommer der nu en tid, hvor du er ude over presset og frihedsbegrænsningen fra graviditeter, fødsler, amninger og omsorg for små børn. Hvis du ikke har fået børn, kan du fortsætte med at koncentrere dig om andre livsopgaver.

Nu kan du begynde at udfolde dine skabende evner og realisere de drømme, der har været lagt på hylden i mange år. Nu kommer den livsfase, hvor usikkerheden bliver erstattet af selvtillid og ro, og hvor din søgen efter, hvem du er, er blevet til større klarhed og bevidsthed. Det er nu, du har fået din livserfaring, opnået værdifulde evner og er blevet dygtig inden for dit felt.

Du er den samme

Et af de store tabuer om kvinders alder er, at der gradvis ikke bliver lagt mærke til kvinden på samme måde som tidligere. Det har i årtier været en selvfølge for dig, at mændene vendte sig om efter dig, når du gik på gaden eller trådte ind i et lokale. Nu kan du komme ud for, at de yngre kvinder kommer først.

Under alle dine forskellige stadier oplever du som kvinde, at du er den samme indvendig – det samme jeg, der tog det første skridt, havde sin første skoledag, fik kørekort og går på arbejde hver dag. Du vil begynde at se, at det handler om at være menneske og ikke partnerobjekt eller forplantningspotentiale. Det handler om at udvikle sig, både sjæleligt, følelsesmæssigt og mentalt.

Når du når dertil, vil du opleve, at omverdenen begynder at respondere mere positivt på dig og den mere ophøjede skønhed, der ligger i de højere medmenneskelige værdinormer og indre kvaliteter. Og det er en enestående gave til alle kvinder. Det betyder, at alt, hvad der sker, er en uddannelse i at blive et helt menneske - og samtidigt inspirere omverdenen til det samme.

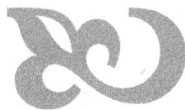

ଚ୦   Kvindens livsfaser

De seks forskellige faser, du som kvinde gennemgår i løbet af livet, er styret af hormonelle forandringer.

1. fase er barndommen, hvor der kønshormonelt set er ro. Denne fase varer normalt til omkring 10-års-alderen.

2. fase er puberteten/teenage, og her begynder kroppen at danne kønshormoner. Puberteten begynder som regel omkring 10-års-alderen og varer til omkring de 20 år.

3. fase er ungdommen der varer fra omkring de 20 til de 35 år. I denne fase dannes der maksimalt med kønshormoner.

4. fase er den voksne kvinde. Den 4. fase begynder omkring de 35 år, hvor der gradvist dannes færre kønshormoner. Denne fase varer til 60-års-alderen, altså cirka 25 år af kvindens liv.

5. fase er den modne kvinde. Den 5. fase indtræder efter 60-års-alderen, hvor der igen bliver mere ro og stabilitet rent kønshormonelt, med mindre mængder af kønshormoner. Her har vi nået samme rolige leje som vi startede vores liv med i barndommen.

6. fase er kvindens gyldne alder. Den 6. fase varer fra omkring 80 år til omkring 120 år. Her har kvinden ideelt set nået sit toppunkt mht erfaring, dygtighed, livsindsigt, tolerance, forståelse, sympati, indre ro, balance, næstekærlighed, tålmodighed og livsvisdom.

Denne bog handler om 4. fase

Hele den 4. fase kaldes her i bogen overgangsfasen. Det er perioden, hvor du går fra at være høj-fertil til ikke længere at være fertil, fra omkring 25 år til omkring 60 år. I hele denne fase sker der mange hormonelle forandringer, også selv om du måske ikke mærker noget til dem.

ଚ୦   Underfaserne i overgangsfasen (den 4. fase)

Overgangsfasen (fra omkring 25 år til omkring 60 år) indeholder flere underperioder, der kan variere i længde:

Præmenopausen (årene fra cirka 35 år til den sidste menstruation)
Klimakteriet (perioden lige før og efter sidste menstruation)
Menopausen (tidspunktet for den sidste menstruation) og
Postklimakteriet (tiden efter klimakteriet til der er hormonel stabilitet).

Begrebet **overgangsalder** bruges forskelligt blandt forskellige fagpersoner og dækker oftest klimakteriet, men kan også dække selve menopausen eller hele overgangsfasen.

Nyd din nye livsfase

Mange kvinder bryder sig ikke om, at årene går. Men pointen er, at kvinder godt kan komme let og ubesværet ind i deres nye livsfase – og oven i købet nyde det. Den nye livsfase kan blive den bedste tid i hele dit liv indtil nu. Læs her i bogen hvordan.

๑๑ Lynguide til hele bogens indhold ๑๑

For at skabe balance i overgangsfasen er der meget vi selv kan gøre:

1. Følge kvindens firkløver,
2. Undgå hormonforstyrrende stoffer,
3. Få de sunde fedtstoffer,
4. Få planteøstrogener og
5. Bruge aromaterapi.

1. Følg Kvindens Firkløver

Alle kvinder i alderen 35-60 år kan have gavn af at følge Kvindens Firkløver, hvor de fire blade repræsenterer Positive tanker, Moderat motion, Mere søvn og hvile, samt Sund kost.

Positive tanker: Vi kan nå langt ved at tænke mere positivt - specielt om os selv. Det er også positivt at skabe en ny rutine med vores familie hver aften, hvor vi samles og hygger os, og først siger tak for alt hvad der er gået godt i dag, og derefter taler om, hvad vi glæder os til i morgen. Tag én dag ad gangen - så er det hele mere overskueligt og nærværende.

Moderat motion: Nu hvor der sker så mange forandringer i celler, væv og organsystemer, der kræver energi indadtil, bliver der mindre energi udadtil. Undgå derfor anstrengende og udmattende motion, og dyrk i stedet mere moderat motion. Vores motion bør indeholde træning af ryg og arme, for at sikre en rank ryg og opret holdning - også i de kommende år. Køb et par håndvægte og tag dem med på gåturen.

Mere søvn og hvile: Mange oplever at der bliver mindre energi udadtil, fordi der sker så mange forandringer i kroppen indadtil. Sørg for at få en dyb og sammenhængende søvn, gå tidligere til ro, hold pauser i løbet af dagen, og hold en fridag en gang om ugen. Begynd på yoga og meditation.

Sund kost: Spis mere af den mad der giver energi. Indfør flere kødfrie dage. Få mere frugt og grønt, bønner, ærter, linser, fuldkornsprodukter, naturlige mælkeprodukter, krydderurter, krydderier, nødder, mandler, kerner og frø.

2. Undgå hormonforstyrrende stoffer

Det er fornuftigt at undgå de kemikalier, der har en direkte forstyrrende virkning på hormonbalancen. Sådanne hormonforstyrrende kemikalier findes i vores miljø, vores mad og vores hjem. Skift dem ud med økologiske produkter. Undgå så vidt muligt at tage p-piller og andre hormonholdige præparater.

Hormoner tilført udefra kan forstyrre kroppens indre hormonbalance. Derfor kan det være fornuftigt at undgå eller reducere kød, fjerkræ og fisk, da forskning har vist, at de indeholder store mængder stresshormoner som adrenalin, noradrenalin, laktat og kortisol.

3. Få de sunde fedtstoffer

Alle kønshormoner er fedtstoffer. Når der begynder at dannes færre kønshormoner, kommer vi derfor til at mangle en række gavnlige fedtstoffer. Vi kan substituere med de sunde fedtstoffer. Sørg for at få de sunde fedtstoffer både indvendigt og udvendigt. Bevar de sunde fedtdepoter omkring lår og hofter. Spis nødder, mandler, kerner, frø og de sunde planteolier som hørfrøolie, kæmpenatlysolie og Nigella Sativa olie. Tag et mellemmåltid med opvarmet sødmælk med kardemomme, gurkemeje og lidt klaret smør. Lav oliemassage hvor du smører hele kroppen ind i opvarmet sesamolie, lader olien sidde et par minutter, og derpå tager et kort varmt bad.

4. Få de sunde planteøstrogener
Nogle planter indeholder planteøstrogener (phytoøstrogener), dvs stoffer som ikke direkte er østrogener, men har en østrogen- eller progesteron-lignende virkning på kroppen. Phytoøstrogener har en østrogenlignende molekylstruktur og en hormonlignende virkning på kroppen. De fleste planteøstrogener er phenoler, som isoflavoner, prenylflavonoider, lignaner og koumestaner. De findes i bær og andre frugter, ærter, pintobønner, limabønner, alfaspirer, rødkløverspirer, nødder, fuldkorn kerner og frø, især hørfrø og sesamfrø. Forskning har vist en lang række gavnlige virkninger af phytoøstrogener, som mindre risiko for svedeture, knogleskørhed, hjertekarsygdom, overvægt, diabetes, og visse kræftsygdomme. Drik rødkløverte, tag dråber med humleekstrakt og brug krydderier i maden, som sort kardemomme, grøn kardemomme, gurkemeje, oregano og timian. Brug yamsrodsmel i sovse, stuvninger, brød, grød og ovnbagte retter
. Få resveratrol ved at spise vindruer og røde vindruer, samt drikke saft af røde druer.

5. Brug aromaterapi
Brug aromaterapi, dvs små flasker med duftende æteriske olier af lavendel, rosengeranium, anis, fennikel eller salvie. Brug olierne i en elektrisk diffuser (forstøver) 10 minutter to gange om dagen. Desuden kan du massere 1 tsk. Nigella Sativa oile tilsat 1-2 dråber æterisk olie ind omkring anklerne: Brug en blanding af æteriske olier fra jasmin, lime, vetiver og mandarin.

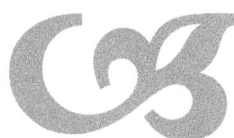

ॐ   SUNDERE, STÆRKERE OG SLANKERE –
12 VEJE TIL STØRRE VELVÆRE

Kvinder oplever det meget forskelligt, når menstruationerne begynder at blive mere sparsomme for til sidst at høre op. Nogle føler på det nærmeste, at de skal beslutte sig for, om de skal leve videre. Andre føler det, som om livskraften strømmer ud af dem i takt med de kraftige blødninger. Andre igen oplever en jublende frihedsfølelse og er fulde af forventninger til deres nye livsfase, når de begynder at blive fri for menstruation.

Det vigtige nu er, hvordan du møder og tackler forandringerne. Kroppen indeholder store ubenyttede ressourcer, og det betyder, at du kan bruge forandringerne til det bedre – ved at programmere krop, celler og væv til, at det hele skal gå fremad og hele tiden blive bedre og bedre.

Så det allervigtigste er, at du bruger din nye livsfase som en chance, livet giver dig til at blive sundere, slankere, smukkere og mere energisk.

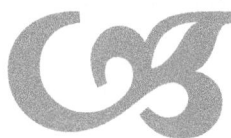

1. DIN NYE LIVSFASE BEGYNDER ALLEREDE OMKRING DE 35

Kapitlet her handler om to emner:
1. Hvordan du udskyder menstruationsophøret, hvis du stadig har menstruation, og
2. Hvordan du tackler forandringerne, hvis du allerede er blevet menstruationsfri.

Hvis du er under 50 år, så tænker du nok, at denne bog slet ikke er relevant for dig. Men de hormonelle forandringer begynder allerede omkring de 35 og fortsætter mange år frem. Jo tidligere i livet du imødegår dem, jo bedre vil du få det i din nye livsfase. Vidste du, at rygning, for lidt søvn, for meget kaffe og for tynd en krop kan være med til at skubbe dig tidligere ind i menstruationsophør, end det egentlig var naturens plan med dig? Og at varm mælk, masser af hvile, velnærethed og tryghed kan udskyde tidspunktet?
Læs her, hvordan du tackler alle de gener, der kan komme, når **hormonsystemet** er under forandring. Og hvordan du tackler menstruationsfriheden. Og at det dermed også er slut med at få børn.

Der er rigtig meget, du selv kan gøre for at leve i harmoni med naturens gang og komme glad og befriet ind i din nye livsfase.

Lynguide:

ᏯᎺHedeture, svedeture, nedture og andre hormonelle forandringer ᏊᏊ

- Spis mindst ét nærende, varmt måltid om dagen, så du ikke bliver for tynd.
- Få de sunde fedtstoffer.
- Drik 2 dl varm mælk kogt med krydderier før sengetid.
- Undgå hormonforstyrrende stoffer.
- Brug aromaterapi og skab balance i hormonerne. Brug æteriske olier af salvie, rose, rosengeranium, kamille eller fennikel.
- Spis naturlige hormonlignende stoffer fra blandt andet timian, oregano, gurkemeje og yamsrod.
- Gør det, du brænder for.
- Investér i en drømmebog, hvor du tegner og fortæller om dit nye liv.

∞   DE HORMONELLE FORANDRINGER ER EN GAVE

Det, der gør kvindens krop og liv helt specielt, er, at der hele tiden sker så mange ændringer på det hormonelle plan. Kvinders såkaldte hormonspejl (som er det samlede billede af, hvordan alle hormonerne er på et givet tidspunkt) ser forskelligt ud gennem hele vores liv, og kan skifte i løbet af døgnet, ugen, måneden, årstiden og året. Hormonniveauerne optræder i bølger, de går op og ned. Det betyder, at du som kvinde hele tiden oplever ikke bare følelsesmæssige og mentale svingninger, men også kropslige ændringer. I overgangsfasen sker der særligt mange hormonelle ændringer.
Med denne bog i hånden kan du tage imod forandringerne som en gave, der kan hjælpe dig fremad og opad i dit liv.

Især to faktorer afgør, hvordan du har det med overgangsfasen:
- **Arv:** Hvilke arvelige forhold er der?
- **Livsstil:** Hvordan lever du dit liv?

Arv: Ligner du din mor?
Det er arveligt, hvordan vi møder overgangsfasen, og hvornår vi har den sidste menstruation. De fleste kvinder vil få den sidste menstruation på nogenlunde samme alder som deres mor og opleve det på nogenlunde samme måde. Denne bog fortæller dig om alt det, du selv kan gøre for at undgå at fremskynde tidspunktet for menstruationsophøret og for at få det bedre med det. Jo tidligere du begynder at forberede dig og foretage visse livsstilsændringer, jo bedre.

Livsstil: Du bliver, hvad du spiser, tænker og gør
Uanset alder er din krop i konstant forandring. Alle celler udskiftes regelmæssigt. Slimhindecellerne i mavesækken hver tredje dag, hudcellerne hver tredje uge, blodcellerne en gang hver tredje måned, knoglecellerne hvert syvende år, og sådan gælder det for samtlige celler i kroppen. Når dine celler udskiftes, kan de enten blive svagere eller sundere og stærkere.

Kroppen har sin egen intelligens
Ifølge ayurvedisk teori har din krop indbygget sin egen intelligens, sine egne selvhelbredende og selvreparerende mekanismer, som du kan stimulere og aktivere – en iboende evne til at regenerere og forny sig selv med nyt væv og nye organsystemer.

Du kan som regel forbedre hårets kvalitet og struktur, så det bliver stærkere, længere og mere glansfuldt. Din hud og dine muskler kan du forandre, bl.a. via nye livsstilsvaner, så det hele bliver sundere og fastere. Du kan styrke din fordøjelse, så du taber dig og samtidig får det fulde udbytte af madens næringsstoffer, hvilket igen afspejler sig i din hud og hele din udstråling. Du kan afgifte din krop, så dine øjne og hele dig kommer til at stråle. Du kan stramme bækkenbunden op, selv om det er årtier siden, du har født. Og så videre og så videre.

Alt dette, fordi din krop ikke er en fastfrosset skulptur, men snarere en kontinuerlig strøm af intelligens, som hele tiden modtager friske forsyninger til at reparere sig selv og danne nye celler. Din krop, dit udseende og dit velbefindende bliver, hvad du spiser, tænker og gør.

Bliv mere strålende
Hvis du ryger, sover alt for lidt, arbejder alt for meget, stresser, presser dig selv, sulter dig selv, eller spiser junkfood, så bliver du, din udstråling og din livskvalitet derefter.

Hvis du derimod får rigeligt med søvn og frisk luft, motionerer uden at overtræne, nærer dig selv med rent vand og sunde madvarer, under dig selv hvile, søvn, fridage, pauser og nydelse, så bliver din krop, dit sind, din udstråling og din livskvalitet strålende.

Tag imod en ny mulighed
Og netop i overgangsfasen, som i forvejen er en forvandlingsproces, har du særlig gode muligheder for at guide din krop til nye, sundere og stærkere funktioner. Den er særlig modtagelig i disse år. Hvorfor ikke udnytte muligheden?

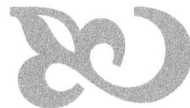

Bølgegang fra 35-års-alderen

Fra 35-års-alderen sker der nogle specielle hormonelle ændringer. De hormonelle forandringer i overgangsfasen påvirker hele dit reproduktionssystem og fører til en række ændringer både i de indre og ydre kønsorganer. Æggestokkene danner gradvist mindre østrogen, indtil de til sidst ophører med det. Når det sker, vil der ikke længere modnes eller afstødes flere æg til befrugtning. Det betyder også, at livmoderen ikke længere vil gennemgå den månedlige cyklus med tiltagende, voksende slimhinde, dannelse af flere blodkar i slimhinden og efterfølgende afstødning af blodkar og slimhinde. Med andre ord, menstruationerne ophører. Og på et tidspunkt kommer den sidste menstruation.

☙ Her er de hormonelle forandringer

De hormonelle forandringer er ikke fuldstændig klarlagt, men følgende er kendt omkring variationerne i kvindens kønshormoner:

1. **Østrogen** stiger lige før ægløsningen og før menstruationen og falder igen, lige før menstruationen begynder. Østrogen falder gradvist, efter kvinden er blevet fri for menstruation, for til sidst at ophøre.

2. **Progesteron** stiger efter ægløsningen og falder lige inden menstruationen. Progesteron begynder at falde gradvist i overgangsfasen. Faldet fører til uregelmæssige blødninger eller andre blødningsforstyrrelser, og efter at progesteron begynder at falde, går der omkring 5 år, til kvinden har den sidste menstruation.

3. **FSH** (follikelstimulerende hormon) er et hormon, der sædvanligvis stiger omkring ægløsningen. Efter 35-års-alderen stiger FSH-niveauet generelt gennem hele cyklus.

4. **LH** (luteiniserende hormon) stiger ligeledes omkring ægløsningen og efter 35-års-alderen, men ikke så meget som FSH. LH kan stige i bølger. FSH og LH holder sig generelt på et højere niveau i flere år efter, at kvinden er blevet fri for menstruationer, men falder derefter langsomt.

5. **Inhibin A** stiger normalt op til menstruationen for så at falde igen lige før menstruationen. Hormonet falder efter menstruationens ophør.

6. **Inhibin B** stiger lige efter menstruationen og falder før menstruationen. Hormonet stiger efter menstruationens ophør.

7. **SHBG** (sex hormone-binding globulin) falder efter menstruationens ophør.

8. **Testosteron** kan øges efter menstruationens ophør. Stigningen i testosteron skyldes, at mindre del af testosteron omdannes til østrogen (bl.a. i kvindens fedtvæv).

9. **GnRH** (gonadotropin-releasing hormone) stiger hos nogle kvinder i bølger.

10. **Glykogenindholdet** i slimhinderne aftager efter menstruationens ophør.

11. **Anti-Müller hormonet** falder i løbet af årene, og bruges som biomarkør for æggestokkenes reservebeholdning. Efter menstruationens ophør er der så lidt af dette hormon at man ikke kan måle det.

12. **Prolaktin** hormonet begynder at falde markant efter menstruationens ophør.

☙

෨   Almindelige symptomer

Alle disse forskellige hormonelle forandringer betyder, at kvinder, som er blevet fri - eller er på vej til at blive fri - for menstruation, kan generes af symptomer fra 12 forskellige fysiologiske områder:

1. **Kropsvarme:** Hedestigninger, svedeture, tørre slimhinder
2. **Hår og negle:** Tørhed, tab, skørhed
3. **Hud:** Appelsinhud, linjer, eksem, mere tør hud, og mindre fyldig, mindre elastisk hud
4. **Nervesystem:** Træthed, udmattelse, søvnbesvær, uro, sitren, humørsvingninger, angstfornemmelser, hovedpine, migræne, anspændthed, hukommelsesbesvær, nedsat koncentrationsevne
5. **Luftveje:** Åndedrætsbesvær
6. **Hjerte-kar-system**: Hjertebanken, forhøjet BT, forhøjet kolesterol, uregelmæssig hjerterytme
7. **Immunforsvar:** Svamp, udflåd, blærebetændelse, forskellige typer af allergier
8. **Fordøjelse:** Overvægt, fedt på maven, svært ved at tabe sig i vægt
9. **Lymfesystem:** Væskeophobninger, hævelser ved øjnene, poser under øjnene, vægtøgning
10. **Menstruation:** Ændring i menstruationen, uregelmæssig menstruation, kraftigere eller svagere menstruation
11. **Muskler:** Smerter i ryg, led og muskler, slap bækkenbund, mormorarme, langsynethed
12. **Knogler:** Sarte knogler, tab af kalk fra knogler

I bogen er der 12 kapitler for hvert af de 12 forskellige fysiologiske områder. Hvert kapitel beskriver de symptomer, der kan opstå i det pågældende område pga hormonelle forandringer, og hvad vi selv kan gøre for at tackle de hormonelle forandringer på en måde, så vi gradvist kan få det bedre og bedre, både mentalt, følelsesmæssigt og fysisk.

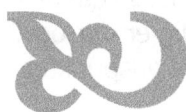

෨

❖ Test dig selv: Er de hormonelle forandringer begyndt?

Kan du svare ja til et eller flere af nedenstående spørgsmål, er det højst sandsynligt, at de hormonelle forandringer, der indleder din nye livsfase, er begyndt. Du bør også gå til læge, for symptomerne kan skyldes andet end hormonelle forandringer:

- Er du mere træt end før i tiden?
- Tager du nemt på i vægt?
- Har du svært ved at tabe dig?
- Ophober du væske i kroppen?
- Føler du dig tung og oppustet?
- Svinger du meget følelsesmæssigt?
- Skifter dit humør?
- Føler du en sitren over hele kroppen?
- Generes du af hedestigninger?
- Generes du af svedeture?
- Har du søvnproblemer?
- Er du generet af tørre slimhinder?
- Har du ondt i led og muskler?
- Kommer der af og til et par dråber urin ved latter eller hoste?
- Er dine menstruationer uregelmæssige – længere eller kortere end de plejer?

❖ Prøv testen fra apoteket

Du kan købe et kit på apoteket, en menopausetest, som viser din hormonstatus, så du kan se, om du snart bliver fri for menstruation. Testen måler koncentrationen af FSH (follikelstimulerende hormon) i urinen. Når koncentrationen af kønshormoner mindskes, vil mængden af FSH stige. Menopausetesten består af to stix, der måler koncentrationen af FSH i urinen. Du skal bruge de to stix med en uges mellemrum og helst om morgenen.

❧ Sådan kan du udskyde menstruationsophøret

For de fleste kvinder er tidspunktet for menstruationsophøret (menopausen) først og fremmest genetisk bestemt. Men samtidig er der også bestemte livsstilsfaktorer og vaner, som enten kan fremskynde eller udskyde tidspunktet.

Fremskynde: Forskning har vist, at de faktorer, som kan fremskynde menstruationsophøret, er rygning, barnløshed, korte menstruationsperioder (altså kortere end 28 dage), underernæring, for meget usundt fedt, kolesterol og kaffe. Studier tyder også på brug af p-piller gennem mange år. Desuden kan visse ubalancer som diabetes, stofskiftesygdomme og autoimmune sygdomme samt visse typer af medicin, som kemoterapi og stråleterapi, fremskynde tidspunktet.

Udskyde: Forskning viser, at de faktorer, som kan udskyde menstruationsophøret, er at få første menstruation tidligt, føde før 25-års-alderen, at få børn i det hele taget og at have uregelmæssige menstruationer.

Sørg for at være velnæret!
Er det ikke et af de bedste råd, du længe har hørt? Forskning har vist, at menstruationsophøret kan fremskyndes, hvis man er underernæret og har lav vægt. Og omvendt - vi kan udskyde menstruationsophøret, hvis vi sørger for at være velnæret, at få sund, fuldgyldig næring hver dag, og have en god fyldig kropsvægt (uden at være overvægtig).

Kosten har med andre ord en stor indflydelse på vores hormonsystem, og det er derfor, det er så vigtigt at spise sundt og varieret, så vi får alle næringsstoffer. En sund og alsidig kost er din vigtigste forudsætning for, at vi kommer ind i vores nye livsfase i balance og fyldt med energi.

Læs mere om kosten i Kapitel 8, hvor du også finder Kvindedøgnets rutine og Kvindekostplanen.

Desuden er det gavnligt at være røgfri, spise det sunde fedt, og undgå det usunde fedt, normalisere kolesteroltallet, undgå p-piller, og reducere indtagelse af kaffe - det kan alt sammen være med til at udskyde menstruationsophøret. Læs mere om hvordan man normaliserer kolesteroltallet i Kapitel 6, der handler om hjerte-kar-systemet.

ଽ଼ Sådan tackler du de hormonelle forandringer

Hormonbehandling eller ej?
Hvis du er i tvivl om du skal tage hormonbehandling eller ej, så tal med din egen læge og følg lægens anvisninger.

Mindre stress og mere søvn
Stress, uro og rastløshed har en negativ indflydelse på hormonsystemet. Og omvendt - mange kvinder har erfaring for, at en god og dyb søvn lindrer symptomerne i overgangsfasen. Læs mere om søvn i Kapitel 4.

Få en regelmæssig daglig rutine
En god, regelmæssig daglig rutine, faste rammer og tryghed giver ro og bevirker, at nervesystemet slapper af. Det betyder igen, at alle kroppens naturlige funktioner kommer til at fungere mere normalt, også hormonsystemet. Stå op på samme tid, spis, gå i bad, gå tur og hvil på samme tid hver dag.

Undgå hormonforstyrrende stoffer
Visse stoffer og kemikalier i vores mad, vores bolig og vores miljø kan virke forstyrrende på hormonbalancen. Eksperterne har mistanke om, at hormonforstyrrende stoffer kan reducere evnen til at få børn, medføre misdannede kønsorganer, fremskynde hvornår piger kommer i puberteten, og føre til visse former for kræft. Nye undersøgelser tyder også på, at hormonforstyrrende stoffer kan skade hjernens udvikling og føre til diabetes og fedme. Dyrestudier fra DTU Fødevareinstituttet og CeHoS viser, at hunrotter, der i fostertilværelsen blev udsat for forskellige hormonforstyrrende stoffer, har færre æg i æggestokkene og risikerer at gå tidligere i overgangsalderen. Resultaterne har ført til bekymring for, at hormonforstyrrende stoffer fremskynder overgangsalderen hos kvinder. Når kvinder befinder sig i overgangsfasen, er det derfor fornuftigt at undgå hormonforstyrrende stoffer.

De hormonforstyrrende stoffer er eksempelvis sprøjtemidler (DBCP), parabener, og phthalater, og findes i non-økologiske madvarer, tøj, kosmetik, elektronik, emballage, husstøv og indåndingsluft. Miljøstyrelsen anbefaler, at man sørger for regelmæssig udluftning og rengøring og køber miljømærkede varer. Læs mere på Miljøstyrelsens hjemmeside. Hormoner tilført udefra kan ligeledes forstyrre kroppens indre hormonbalance. Derfor kan det være fornuftigt så vidt muligt at undgå at tage p-piller og andre hormonholdige præparater. Undgå eller reducer kød, fjerkræ og fisk samt fiskeolie, da forskning har vist, at de indeholder store mængder stresshormoner som adrenalin, noradrenalin, laktat og kortisol.

Kønshormoner er fedtstoffer
Alle kønshormoner er fedtstoffer, og det er forklaringen på, at det er vigtigt at få tilstrækkeligt med sunde fedtstoffer nu, hvor kroppen begynder at danne færre kønshormoner. Kønshormoner er en form for steroider, som er dannet ud fra kolesterol. Kolesterol omdannes via enzymer i en række komplekse metaboliske processer til progesteron og testosteron, og ud fra testosteron dannes de forskellige typer østrogener. Når der bliver dannet færre kønshormoner kommer man til at mangle fedtstoffer. Derfor et det fornuftigt at sørge for at få de sunde fedtstoffer - både indvendigt og udvendigt.

Værn om dine kvindelige former
Her kommer en god nyhed, som vil glæde de fleste læsere. Østrogen dannes fortrinsvist i æggestokkene, men kroppen kan også danne østrogen i leveren, binyrerne, hjernen, knoglerne, blodkarrene og især i kroppens perifere fedtvæv, fortrinsvist ved at omdanne androgener (som testosteron) til østrogen. I fedtvævet omkring lår og hofter kan der altså stadig finde en vis produktion af østrogen sted. Det er disse sekundære steder for østrogendannelsen, der bliver vigtige i din nye livsfase.
For at imødegå tørre slimhinder, ikke bare i skeden, men også i mave-tarm-kanalen, urinvejene, lungerne, luftvejene og munden, er det gavnligt at sørge for lidt blød og fyldig polstring omkring hofter og lår. Østrogen er medvirkende til at give fyldige og fugtige slimhinder. På den anden side er det ikke sundt at være overvægtig, så find en god balance. Og det er derfor sundest, hvis du bevarer dine fyldige former, holder hofter og lår velpolstrede - dog uden at blive overvægtig, hvilket heller ikke er sundt.

Husk de sunde fedtstoffer
Som nævnt er både østrogen og progesteron fedtstoffer. De sunde fedtstoffer fra maden er byggesten for østrogendannelsen. Derfor er det så vigtigt for dig og dit hormonelle system at få tilstrækkeligt med sunde fedtstoffer hver dag, allerede fra morgenstunden, både indvendigt og udvendigt.

Her får du de sunde fedtstoffer indvendigt:
- **Avocado**
- **Oliven**
- **Nødder, mandler, frø, kerner**
- **De sunde planteolier**
  Kan ikke tåle opvarmning: Hørfrøolie, kæmpenatlysolie, hvedekimolie, græskarkerneolie, havrekimolie, olie fra sort kommen (sativaolie): Er rige på omega-3, -6 og -9. Kan kommes i dressing, eller på grøden.
  Kan tåle middelvarme: Olivenolie, sennepsolie, rapsolie
  Kan tåle høj varme: Kokosolie, smør, klaret smør

Her får du de sunde fedtstoffer udvendigt:
Massage med opvarmet sesamolie, afsluttet af et kort varmt bad (se hvordan og hvornår i Kapitel 3, under hudpleje).

෨ Vi har brug for fedtstoffer

Fedtstoffer er livsvigtige for dig og samtidig en stor hjælp mod mange af overgangsfasens gener.

Fedtstofferne er afgørende for, at alle kroppens milliarder af celler kan fungere sundt og godt, og at transporten af næringsstoffer ud til cellerne og affaldsstoffer væk fra cellerne fungerer effektivt. Fedtstoffer bruges til at opbygge organer, sener, muskler og knogler.

Hele kroppen består af milliarder af celler, og alle cellemembraner består af fedt. Cellemembranen er et aktivt og komplekst organ, fordi den omgiver cellen som en form for hud, og fordi alle næringsstoffer og signalstoffer kommer ind gennem cellemembranen, og alle affaldsstoffer passerer ud af cellemembranen. Cellemembranen indeholder et stort antal indbyggede slusesystemer og kanalsystemer, som er indlejret i et dobbelt fedtlag hele vejen rundt om cellen. Fedtstoffer er således nødvendigt for, at alle vores celler overhovedet kan eksistere og fungere normalt.

Fedtstoffer er også byggesten for andre hormoner, ud over kønshormoner, samt for fedtopløselige vitaminer, som vitamin A, vitamin D og vitamin E. Derfor er det vigtigt at indtage fedtstoffer allerede fra morgenstunden og at vælge naturlige sunde fedtstoffer.

De sunde fedtstoffer er derfor nødvendige for, at huden holder sig sund og smidig, at hjernen og nervesystemet fungerer, at bestemte vitaminer kan optages og meget mere. De beskytter mod hjerte-kar-sygdomme, holder dig mentalt sund, bedrer indlæringsevnen, lindrer gigt, styrker synet, fremmer social adfærd, lindrer tarmsygdomme, beskytter mod kræft og meget mere.

Alle fødevarer, også smør og hørfrøolie, indeholder en blanding af mættet og umættet fedt, men der er som regel mere af den ene type end den anden.

Mættede fedtstoffer: Har som regel et højere smeltepunkt, dvs. de bliver faste i køleskabet. Eksempler på fødevarer med højt indhold af mættet fedt: Smør, ost, kokosolie og palmeolie.

Umættede fedtstoffer: Er som regel flydende, både i og uden for køleskabet. Eksempler på fødevarer med et højt indhold af umættede fedtsyrer: Oliven, avocado, nødder, raps, grapefrugtkerner, sesamfrø, majsolie, tidselolie, solsikkefrø, hørfrø.

Essentielle fedtsyrer: Der er kun to fedtsyrer, som kroppen ikke kan danne selv. De kaldes for essentielle fedtsyrer og hedder alfa-linolensyre (en omega-3 olie) og linolsyre (en omega-6 olie). Linolsyre findes i stort set alle madvarer, så det er egentlig kun den ene - nemlig alfa-linolensyre - som vi skal være opmærksomme på at få. Den findes især i hørfrø, valnødder, chiafrø, sesamfrø, og birkesfrø.

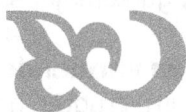

✂ Sådan tackler du hedeture og svedeture

Generende hedestigninger og svedeture opleves af 70-80 procent af alle kvinder. Generne kan vare fra nogle få måneder og op til 10 år. Kun cirka 20 procent har svære symptomer i mere end 5 år. Årsagen er ikke helt afklaret. Det mest sandsynlige er uregelmæssig dannelse af såkaldte regulatorhormoner, der påvirker kroppens temperaturkontrol. I overgangsfasen stiger produktionen af regulatorhormoner, i takt med at der bliver dannet mindre østrogen og progesteron, og det kan give irrelevante temperaturstigninger.

Få planteøstrogener

Spis generelt flere fødevarer med phytoøstrogener - altså indholdsstoffer, der ikke er egentlige hormoner men har en hormonlignende virkning på kroppen.

Østrogenlignende aktivitet: Forskning har vist, at østrogenlignende aktivitet findes i: Rødkløver, timian, gurkemeje, humle og jernurt.

Progesteronlignende aktivitet: Progesteronlignende aktivitet findes i: Oregano, jernurt, gurkemeje, timian, rødkløver og damiana (som er i familie med mynte) samt yamsrod, som kan tilberedes frisk, bruges i grød, brød eller sammenkogte retter.

Yamsrod: Forskning har vist mange gavnlige virkninger af yamsrod på tørre slimhinder og mange andre af overgangsfasen gener som hedestigninger, svedeture, væskeophobning og forandringer i muskulaturen, huden og håret. Yamsrod vokser i tropiske lande som Latinamerika, Asien og sydstaterne i USA. Den har egenskaber, der svarer til virkningen af progesteron og østrogen i kroppen. Mange firmaer sælger cremer med yamsrodsekstrakt. Man kan spise yamsrod frisk eller bruge yamsrodsmel i madlavningen.

Salvie: Forskning har vist, at salvie virker afbalancerende på hormonsystemet og kan forebygge svedeture og hedestigninger. Spis de friske blade som krydderurter i din salat. Eller kog te på de tørrede blade.

Undgå soja: Mange kvinder tager naturlige hormonlignende stoffer i form af sojaprodukter. Det er dog bedst at undgå sojaprodukter, da langt det meste soja er gensplejset og dermed kan øge risikoen for en lang række ubalancer (Se produktguiden bag i bogen.)

Resveratrol: Drik druesaft fra røde druer og spis hindbær. Det indeholder resveratrol, der både indeholder en phytoøstrogener og virker som anti-oxidant.

Spis kølende mad

Følgende fødevarer virker kølende (de er vandholdige, bitre og astringente/sammentrækkende):

Grønt: Agurk, asparges, artiskok, blomkål, broccoli, rosenkål, grønkål, squash, jordskokker, søde kartofler, og hvide kartofler.

Bladgrønt som spinat, bladselleri, grønkål, grøn salat, mynte, frisk koriander, frisk basilikum, dild, brændenælde og mælkebøtte. Prøv et glas friskpresset saft af agurker, squash eller vandmelon. Eller prøv at spise friskrevet agurk sammen med friske stykker af vandmelon. Eller spis asparges, artiskok, eller squash der er dampet eller svitset let i kokosolie.

Frugt: Vandmelon, mango, granatæble, dadler og svesker.

Andet: Kokosprodukter, vanille, saffron, gurkemeje, spidskommen, kardemomme, mælk, klaret smør, ris, flødeost (smøreost).

Undgå følgende fødevarer, der har en varmende og stimulerende effekt:

Stærke krydderier, citrusfrugter, saft af citrusfrugter, honning, alkohol, koffein (herunder te, kaffe, kakao, chokolade, ginseng, kondivand, cola), faste oste, surmælksprodukter, eddike, ketchup, sennep, syltet grønt og frugt, samt alle former for salt og al saltet mad. Fedt i store mængder (men husk at fedt i små mængder er gavnligt, fordi det til en vis grad kan erstatte manglen på kønshormoner). Se Kvindekostplanen i Kapitel 8.

Vand: Drik mere vand morgen og formiddag. Prøv, om din temperaturregulering bliver mere normal, hvis du begynder at drikke (stuetempereret) vand oftere. Det behøver ikke være store mængder, men til gengæld hyppigt, eksempelvis nogle slurke vand en gang i timen. Eller drik lidt stuetempereret vand hver gang du mærker heden stige op indvendigt. Undgå iskoldt vand, da det kan føre til yderligere varmedannelse i kroppen (som kompensation).

Indfør kølende vaner

Maske: Læg en kølende ansigtsmaske om aftenen. Ifølge ayurvedisk teori er masken med til at trække overskydende varme ud af kroppen.

Bland 1 spsk. piskefløde, 1 tsk. rosenvand og 1 spsk. fintrevet agurk til en tyk pasta, og fordel den i ansigtet. Lad masken sidde i 20 minutter, og skyl den derpå af med lunkent vand. Det er en god idé at bruge masken hver aften eller i det mindste en-to gange om ugen, så længe der er tendens til hedestigninger og svedeture om natten.

Aftenvask: Det virker også kølende at vaske hænder, fødder og ansigt med halvlunkent vand, inden du går i seng. Massér derefter lavendelolie under fodsålerne.

Undgå stimulanser: Undgå opkvikkende stimulanser som kaffe, sort te, grøn te, hvid te, cola, kakao, chokolade, kondivand, ginseng og rosenrod (som mange tager i form af kosttilskud). Det er stoffer, som giver mere energi og varme.

Afspænding: Enhver form for afspænding, afslapning, afslappende massage, afslappende musik og besøg i naturen og fredfyldte omgivelser virker til gengæld dæmpende på varmedannelsen og dermed kølende. Åndedrætsøvelser, meditation og blide, lette, uanstrengte yogaøvelser, er også effektivt til at sænke temperaturen. Læs mere om åndedrætsøvelser og meditation i Kapitel 4, der handler om åndedrættet.

Karbad: Et karbad i lunkent vand, tilsat æterisk olie fra pebermynte kan virke kølende. Tilsæt 10 dråber æterisk olie fra pebermynte til en tsk olivenolie, og hæld det i badevandet. De bioaktive stoffer i den æteriske olie frigøres ved, at man først blander den æteriske olie med olivenolie, inden det kommes i vandet.

Rødkløver lindrer hedeture og svedeture: En række undersøgelser, bl.a. en metaanalyse over 11 randomiserede kliniske forsøg, har vist, at rødkløver har en positiv virkning på hedestigninger og svedeture. Drik en kop rødkløverte om morgenen, eller tag rødkløverekstrakt (følg dosis på pakken).

∞   Forebyg tørre slimhinder

Et af de symptomer, der kan komme i forbindelse med, at menstruationerne aftager eller ophører, er tørre slimhinder i skeden. Det øger risikoen for ømhed og infektion.

Brug sesamolie

Du kan behandle tørre slimhinder lokalt med sesamolie. Om aftenen inden sengetid kan du smøre sesamolie omkring skedeåbningen, samt lidt ind i selve skeden. Gør det til en ugentlig rutine. Hvis du har meget tørre slimhinder, så gentag flere gange om ugen eller hver aften. Du kan også bruge avocadoolie, kristpalmeolie, mandelolie eller andre planteolier, samt aloe vera-gel.

∞ Duftende olier i små flasker

Aromaterapi kan være med til at lindre symptomerne i overgangsfasen, som humørsvingninger, hedestigninger, svedeture, tørre slimhinder og fedt på maven.

Velvære med duftende olier

Aromaterapi er en metode til at skabe balance i kroppen ved hjælp af små flasker med duftende olier. Duftpartiklerne fra olierne indeholder bioaktive stoffer, der ved indånding kommer ind gennem næsen og transporteres via duftnerven direkte ind i hjernen, hvor de udøver deres virkning. Duftpartiklerne kan også absorberes gennem lungerne eller via huden (hvis man bruger bodylotion eller kropsmassageolie tilsat æteriske olier).

Aromaterapi

* Består af æteriske olier, som er duftende, koncentrerede olier udvundet af bark, blade, blomster, rødder eller blomster. Olierne indeholder en lang række bioaktive aromatiske komponenter, der dannes i træer, buske, græs og urter. Hver olie har sin egen unikke kemiske sammensætning, der giver olien sin egen specifikke evne til at skabe balance.
* Virker med det samme, fordi vores duftnerve udgør en direkte vej fra det ydre miljø til hjernen. Forskning har vist, at aromaterapi påvirker vores følelser. Dufte påvirker duftnerven, som stimulerer det limbiske system i hjernen. Dette system har at gøre med følelser, instinkt og hukommelse og er forbundet med det endokrine system, der regulerer kroppens hormonbalance og stofskifte. Aromaterapi har derfor en direkte virkning på følelser og hormonbalance.

Forskning dokumenterer virkningen af æteriske olier

Lavendel: En undersøgelse fra Iran har vist, at inhalation af æterisk olie fra lavendel hos menopausale kvinder førte til en signifikant reduktion i hedestigninger og svedeture.
Grapefrugt og cypres: En undersøgelse fra Korea har vist, at kvinder der fik massage med æteriske olier fra grapefrugt og cypres tabte fedt på maven og fik en mindre livvidde.
Salvie: En anden undersøgelse fra Korea har vist, at aromaterapi med inhalation af æterisk olie fra salvie hos menopausale kvinder førte til færre stresshormoner (reduktion i kortisol), og en dannelse af mere lykkehormon (serotonin).
Vitex agnus castus: Flere undersøgelser har vist at brugen af æterisk olie fra Vitex agnus castus har stærk østrogenlignende aktivitet, og giver en mærkbar lindring af en række symptomer på menopause.
Fennikel: En undersøgelse fra Iran har vist at brugen af creme med æterisk olie af fennikel hos kvinder efter menstruationsophør har en positiv virkning på den vaginale slimhinde.
Lavendel, rosengeranium, rose og jasmin: En undersøgelse fra Korea har vist, at massage med en olieblanding af mandelolie blandet med kæmpenatlysolie, og tilsat æteriske olier af lavendel, rosengeranium, rose og jasmin hjælper på overgangssymptomerne. Kvinderne fik massage på mave, ryg og arme en gang om ugen i otte uger, hvorefter de fik færre hedestigninger og svedeture, mindre depression samt færre smerter i led og muskler. Desuden kan du massere 1 tsk. Nigella Sativa oile tilsat 1-2 dråber æterisk olie ind omkring anklerne: Brug en blanding af æteriske olier fra jasmin, lime, vetiver, og mandarin.

Sådan bruger du de duftende olier

Brug de æteriske olier til massage iblandet en basisolie som Nigella sativa oile, kæmpenatlysolie eller mandelolie (10 dråber æterisk olie til 1 dl basisolie). Kom ikke æteriske olier direkte på huden, da de er for stærke i sig selv. De æteriske olier kan også bruges i duftlamper eller dryppes på en serviet, der lægges ved hovedpuden om aftenen. (Læs mere om oliemassage i Kapital 3, under hudpleje).
Brug gerne æteriske olier regelmæssigt i perioden med uregelmæssige menstruationer omkring menstruationsophøret og fortsæt gerne to år efter.

Ansigtsmasker med æteriske olier
Blødgørende maske
2 spiskskefuld honning, 2 teskefuld fløde, 2 dråber æterisk olie af Palmarosa.
Lad masken virke i 10 minutter og skyl af med varmt vand
Fugtgivende maske
1 spiseske mos fra 1 avokado, 1 spiseske honning, 2 dråber æterisk olie af Neroli (appelsintræets blomst)
Lad masken virke i 15 minutter og skyl af med varmt vand
Ansigtsmaske med peelende effekt
2 spiseskefuld havregrynsmel (bare mal nogle havregryn i kaffekværnen), 1 spiskeskefuld honning, 1 spiseskefuld varmt vand og 2 dråber æterisk olie af Marjoram.
Lad masken virke i 20-30 minutter og skyl af med varmt vand
Lynmaske
1 teskefuld honning med 1 dråbe æterisk olie af Rose.
Læs mere om hudpleje i Kapitel 3.

Sådan vælger du de duftende olier
Her ser du en oversigt over, hvilke æteriske olier, du kan vælge for at lindre bestemte symptomer. (Se også produktguiden bag i bogen).
Færre hedestigninger: Lavendel, Vitex agnus castus, jasmin, rosengeranium, rose
Mindre fedt på maven: Grapefrugt, cypres
Tykkere slimhinder: Fennikel
Glattere, blødere hud: Palmarosa, Marjoram, Neroli, Roser.
Mere lykke: Salvie
Mere ro: Rose, kamille og lavendel.
Bedre søvn: Neroli, mandarin, og lavendel.
Klarere tænkning: Citron, citrongræs, lime, rosmarin, pebermynte, nelliker eller basilikum.
Mere energi: Fyrretræ, grantræ eller rosmarin
Mindre stress: De olier, der forebygger og lindrer ved stress, er sandeltræ, salvie samt lavendel.

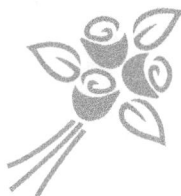

Joanna Ellegaard

✌ Joanna havde over 30 hedeture om dagen

Joanna kom, fordi hun var generet af hedestigninger og svedeture. Hun kunne have over 30 ture om dagen, hvor hun blev drivvåd af sved. Desuden tog hun på i vægt og havde svært ved at tabe sig.

Pulslæsningen viste en naturlig hormonel ubalance, som formentlig var forværret af, at hun befandt sig i en stresset situation.

Hun fik et program, der indebar, at hun skulle føje fødevarer til sin kost, der virker afbalancerende på de hormonelle forandringer. Ifølge ayurvedisk teori er det bl.a. pærer, asparges, squash, sesamfrø og forskellige urtebaserede teer med fx salvie og anis. Desuden skulle hun lægge en kølende maske om aftenen.

Joanna skulle også holde sig fra sort kaffe, sort te, andre opkvikkende stimulanser og stærke krydderier. Hun havde en livsstil, der bød på wienerbrød, franskbrød, cola og kaffe dagligt. Så alene kostomlægningen var et stort skridt.

Da hun kom til den anden konsultation, havde hun klaret at holde sig fra kaffe, te og cola. Alene den forandring havde bevirket, at svedeturene og hedestigningerne var aftaget væsentligt.

Da hun kom tredje gang, havde hun tabt 6 kilo alene som resultat af de råd, hun havde fået. Herefter kom hun på udrensningskur, og hun tabte sig efterfølgende yderligere 3 kilo. Efter udrensningen var hedestigningerne og svedeturene væk. De kunne dog dukke op, hvis hun drak kaffe. Efter et stykke tid blev hun helt fri for kaffen.

Joanna Ellegaard, født 1957, gift og mor til tre børn, bilforhandler:

Hedeturene forsvandt

"Jeg havde længe haft problemer med svedeture og migræne plus overvægt. Jeg tænkte, at det aldrig ville få en ende. Men så var det, at min svigerinde anbefalede ayurveda. Ifølge den filosofi var min lever så overbelastet, at den stod og bankede hårdt som et presset hjerte. Og at jeg ikke ville komme af med hedeturene eller kiloene, før jeg havde været gennem en udrensning.

Så tog jeg en udrensning! Den tog seks dage, og jeg syntes ikke, den var besværlig – der er lige det med at undvære kødet, og så er der nogle olier, man skal have ned. Men det er til at klare, og du får masser af mad.

Jeg tabte 8-9 kilo, hedeturene forsvandt, og det samme gjorde migrænen. Jeg havde det så godt bagefter! Jeg er ikke autoritetstro, men jeg stoler på ayurvedaens råd, for jeg har mærket på min egen krop, at de virker. Og jeg følger dem stadig."

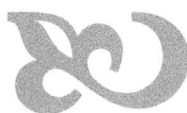

2. ÆNDRER HÅR OG NEGLE SIG?
SÅDAN FÅR DU STYRKEN OG VÆKSTEN TILBAGE

Hvis du oplever, at dit hår og dine negle opfører sig anderledes end normalt, er det helt naturligt. Også her har de hormonelle forandringer en påvirkning. Se her, hvordan du tackler typiske overgangsgener som hårtab, skøre negle og mat, glansløst hår.

Lynguide: Hårtab, ændret hårfarve, tyndt hår, spaltet hår, skøre negle, flossede neglerødder, tørre negle

- Følg i mindst 6 måneder kostplanen længere nede i kapitlet. Den sikrer dig alle de vitaminer og mineraler, dit hår og dine negle har brug for.
- Sov med kokosolie i håret en gang om ugen.
- Massér negle og neglebånd ind i fx mentolsalve, kokosolie eller olivenolie lige før sengetid en-to gange om ugen.

Hår og negle kan forandre sig

Både hår og negle kan forandre sig efter de 35 år. Mange lyshårede kvinder oplever, at deres hovedhår med alderen har en tendens til at blive mørkere. Andre oplever, at hovedhåret bliver mere krøllet, mindre krøllet, tykkere, tyndere eller begynder at miste sin naturlige farve. Hos nogle er forandringerne bestandige, hos andre optræder de i perioder. Alt sammen er almindeligt. Har du født børn, har du formentlig også oplevet, at håret blev kraftigere under graviditeten og tyndere under amningen. Det skyldes de hormonelle forandringer. Derfor er det også naturligt og logisk, at der efter de 35, hvor kroppen gennemgår en række hormonelle forandringer, sker en del ændringer med hårets vækst og kvalitet. Men den gode nyhed er, at du kan bruge processen i denne livsfase til at forbedre hår og negle.

❖ Test dig selv: Har du sunde negle?

Kan du svare ja på et eller flere af spørgsmålene her, mangler dine negle sandsynligvis et eller flere næringsstoffer eller sporstoffer:

- Er dine negle flossede?
- Får du let flossede neglerødder?
- Knækker dine negle let?
- Kan du ikke få dine negle lange (hvis det er det, du ønsker)?
- Er dine negle tørre?
- Er der hvide pletter på neglene?
- Har dine negle riller på langs?

❖ Test dig selv: Er dit hår sundt og stærkt?

Kan du svare ja på flere af spørgsmålene her, er det tegn på, at dit hår godt kan blive sundere.
Se på dit hår og vurder hårets kvalitet:

- Ser det dødt eller kedeligt ud?
- Er det mat og glansløst, dvs. ikke blankt?
- Fælder du meget?
- Har du bare pletter i hovedbunden?
- Er dit hår tyndt eller tyndere end tidligere?
- Træk et hår ud. Er det tykkere i bunden end i spidsen? Et sundt hår er lige tykt hele vejen.
- Føl på dine enkelte hår – føles de ru?
- Se på spidserne af dit hår op imod lyset. Er de flossede/knækkede?
- Hiv et hår ud, hold i begge ender og stræk det blidt. Knækker det let?
- Har du svært ved at få dit hår langt?
- Virker dit hår tørt?
- Har din hårfarve ændret sig?

Hår og negle stiller krav til kokken!

Tyndt hår, spaltet hår, hårtab eller skøre, flossede, spraekkede, flækkede negle kan være tegn på, at du enten ikke får tilstrækkeligt med næringsstoffer, eller at din krop ikke kan optage, omsætte og forbrænde de næringsstoffer, du indtager. (Det kan i nogle tilfælde være tegn på en sygdom, så det er også vigtigt at gå til lægen).

Sådan er sundt hår

Et sundt hår er blankt og glansfuldt. Hvert enkelt hår kan godt være fint, silkeagtigt og tyndt og stadig være sundt. Hovedsagen er, at der er mange hår – i hvert fald så mange, at der ikke er bare pletter i hårbunden. Håret er tydeligt levende og elastisk. Det er glat, når man føler på det, og har samme tykkelse fra bund til spids. Et sundt hår spalter ikke.

❧ Sådan får du glansfuldt hår og sunde negle

De vigtigste faktorer, når det gælder hår og negle, er at sørge for rigeligt med sund og god næring, at styrke fordøjelseskapaciteten og selvfølgelig at dyrke regelmæssig motion, der styrker omsætningen i hele kroppen og dermed også negle og hår.

Fødevarer, der er specielt nærende for hår og negle, er:

Valnødder, spinat, grønkål, rodfrugter, asparges, mælk, frisk yoghurt, sesamfrø og andre lignende kalk- og vitaminrige fødevarer.

Her følger en liste over de næringsstoffer, der særligt gavner, styrker og nærer hår og negle. Vitaminer indgår i et nøje afstemt samspil med hinanden, derfor er det generelt set sundest at spise sig til vitaminerne, fordi naturlige fødevarer fra naturens hånd indeholder vitaminerne samlet i et optimalt forhold.

Spis dig til smukkere hår og sundere negle

Alle B-vitaminerne
Alle B-vitaminer er gavnlige for hår, negle og også hud. Specielt B2 (riboflavin) er vigtigt her. Vitamin B2 (riboflavin) er en antioxidant, der beskytter mod for tidlig aldring ved at beskytte cellerne mod skader. Det har betydning for hår og negle samt hud, tunge og syn.
Vitamin B2 findes i gær, hvedekim, havregryn, nødder, mandler, mælk, ost, grøntsager og ris. Disse fødevarer indeholder også de andre B-vitaminer.
Ønsker du kosttilskud, er det sundest med de naturlige B-vitamintilskud som gærflager. Den daglige anbefalede tilførsel af vitamin B2 er: 1,3 mg. Det svarer til ca. 10 g gærekstrakt, 90 g myseost, 200 g mandler eller 100 g æg.

Proteiner
Proteiner er vigtige for hår og negle.
Proteiner findes især i mælkeprodukter, quinoa, mandler, nødder, bønner, ærter og linser. Proteiner findes også i kød og fisk, men det er sundest at spise plantebaseret protein. Læs mere i Kapitel 8, der handler om fordøjelse og kost.

Zink
Zink er blandt mange andre ting godt for håret. Zinkmangel kan bl.a. vise sig ved hårtab. Vær forsigtig med at spise for meget zink. Store doser kan hæmme optagelsen af kobber og kroppens evne til at udnytte jerndepoterne. Og omvendt, hvis man indtager over 2½ gram kalk dagligt (dvs. megastore doser af kalk) kan det hæmme optagelsen af zink. Mineralbalancen i kroppen er med andre ord et meget komplekst samspil mellem mange faktorer. Zink som enkeltmineral bør derfor kun tages i kortere perioder. Det er meget sundere at spise sig til zink.
Zink findes især i hvedekim, hvedeklid, fuldkornshvede (men ikke i hvidt mel), ølgær, græskarkerner, solsikkekerner, nødder, bønner, ærter, linser, krydderier, æg, kød, karse, ananas, kartofler, rødbeder, gulerødder og mælkeprodukter.
Den daglige anbefalede tilførsel af zink er: 7 mg for kvinder, 9 mg for gravide og 11 mg for ammende kvinder. Du kan fx spise: En håndfuld nødder (fx cashewnødder, pinjekerner, pecannødder), en håndfuld dadler og et par skiver ost for at få dit daglige behov for zink dækket. Også ca. 40 g hvedekim, 80 g birkesfrø, 100 g sesamfrø eller 100 g hørfrø dækker det daglige behov.

Kisel (silicium)
Hvis man mangler kisel, kan det føre til, at knoglerne afkalker, bindevævet bliver slappere og løsere, der kommer smerter i led og ryg, neglene bliver flossede, huden tynd og tør, og håret skørt og spaltet. Kisel stimulerer dannelsen af proteinerne kollagen og elastin, der giver knoglerne den nødvendige styrke og er vigtige for elasticiteten i hudens bindevæv, slimhinderne, blodkarrene og neglene.
Kisel findes i fiberrig kost som gryn, hvedekim, bønner og ærter samt i grøntsager som porre, agurk, salat, spinat, broccoli, løg, peberrod, blomkål, tomat, kartofler og frugter som rosiner, banan, appelsin, mandarin, blomme, fersken, hyben. Der er ikke givet nogen officiel daglig anbefalet tilførsel af kisel. Forskere er uenige om, hvor meget vi har brug for og anbefaler alt fra 10 mg op til 2000 mg (2 g) per dag.

Mineraltilskud

Hvis du har problemer med negle og hår, kan det være fornuftigt at tage et komplekst mineraltilskud med mange mineraler i et nøje afstemt forhold i 3-6 måneder, som et mineralpulver med mineraler og sporstoffer bundet til frugtsyrer, der kan opløses i vand og derfor er let at optage (1 tsk. opløst i et glas vand hver morgen efter morgenmaden). Men det bør ikke overdrives. Især kalk er vigtigt for negle og hår. Kalk findes i mælkeprodukter og drikkevand. Læs mere om kalk i Kapitel 12, under stærkere knogler.

Om kosttilskud generelt

Det er bedst at undgå at tage kosttilskud og sundere i stedet at spise sig til næringsstofferne. Kosttilskud skal fordøjes på samme måde som mad, og derfor kan de belaste fordøjelsen, netop fordi de indeholder koncentrerede mængder af næringsstoffer.

Kosttilskud er ofte tilsat syntetisk fremstillede vitaminer og mineraler samt tilsætningsstoffer som tablethjælpestoffer, farvestoffer, smagsstoffer og sødestoffer, der ligeledes belaster fordøjelsessystemet, fordi de er svære at nedbryde.

Maden skal være din medicin

Det er i langt de fleste tilfælde sundere at sørge for, at du får vitaminer og mineraler direkte fra maden ved at spise friske frugter og grøntsager, kerner, nødder og frø. Maden skal være din medicin. Desuden er der en fin balance og et komplekst samspil mellem de forskellige næringsstoffer, så for meget af ét stof kan skabe ubalance.

Store doser af ét mineral kan hæmme optagelsen af andre mineraler. Og store mængder af ét vitamin kan ligeledes hæmme optagelsen af visse mineraler.

Kosttilskud er sjældent nødvendige, hvis man lever sundt og spiser varieret og økologisk. Næringsstofferne virker desuden bedre i kroppen, når de kommer fra sunde, naturlige fødevarer frem for piller. Derudover tyder forskning på, at det er sundere at spise hele planten og ikke kun isolerede dele af den.

I bogen bliver der omtalt en række vitaminer og mineraler med speciel betydning for kvinders sundhed. Det er vigtigt at huske, at man ikke bør gå frem vitamin for vitamin og mineral for mineral. I stedet kan man følge Kvindekostplanen, som du finder i Kapitel 8.

Plej hovedbunden med olie

Det er sundt for hår og hovedbund at blive behandlet med olie en gang om ugen. Olien virker blødgørende og nærende på håret, giver håret glans og virker velgørende på hovedbunden. Olien får hele kroppen til at slappe af ved at virke beroligende på alle de mange nerveender og vitale punkter i hovedbunden.

Massér opvarmet olie i hår og hovedbund før sengetid og sov med olien hele natten. Læg et blødt håndklæde over hovedpuden. Næste morgen vaskes olien ud. Husk at komme shampoo i håret, lige inden du gør det vådt, ellers er olien meget svær at vaske ud.

Ifølge ayurvedisk teori er kokosolie den bedste olie til hårpleje. Men du kan også bruge olivenolie eller sesamolie.

Hvis dit hår er særlig tørt, ødelagt, spaltet eller mat, kan du behandle det med olie hver aften – men kun i en periode, ellers kan det udtørre hovedbunden. Hvis du blot bruger olien forebyggende og skønhedsplejende, kan du behandle håret med olie en gang om ugen. Husk at massere olien grundigt ind i både hårspidser og rødder.

Plej neglene med olie
Massér også dine negle og neglebånd ind i olie lige før sengetid. Det styrker neglene og forebygger tørhed, skøre negle og flossede neglerødder. Salve, der indeholder kamfer samt æteriske olier fra mantol og eukalyptus, virker bedst. Men du kan også bruge mandelolie, kokosolie, olivenolie, sesamolie eller vaseline salve.

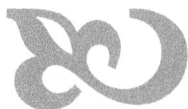

Marianne Florman

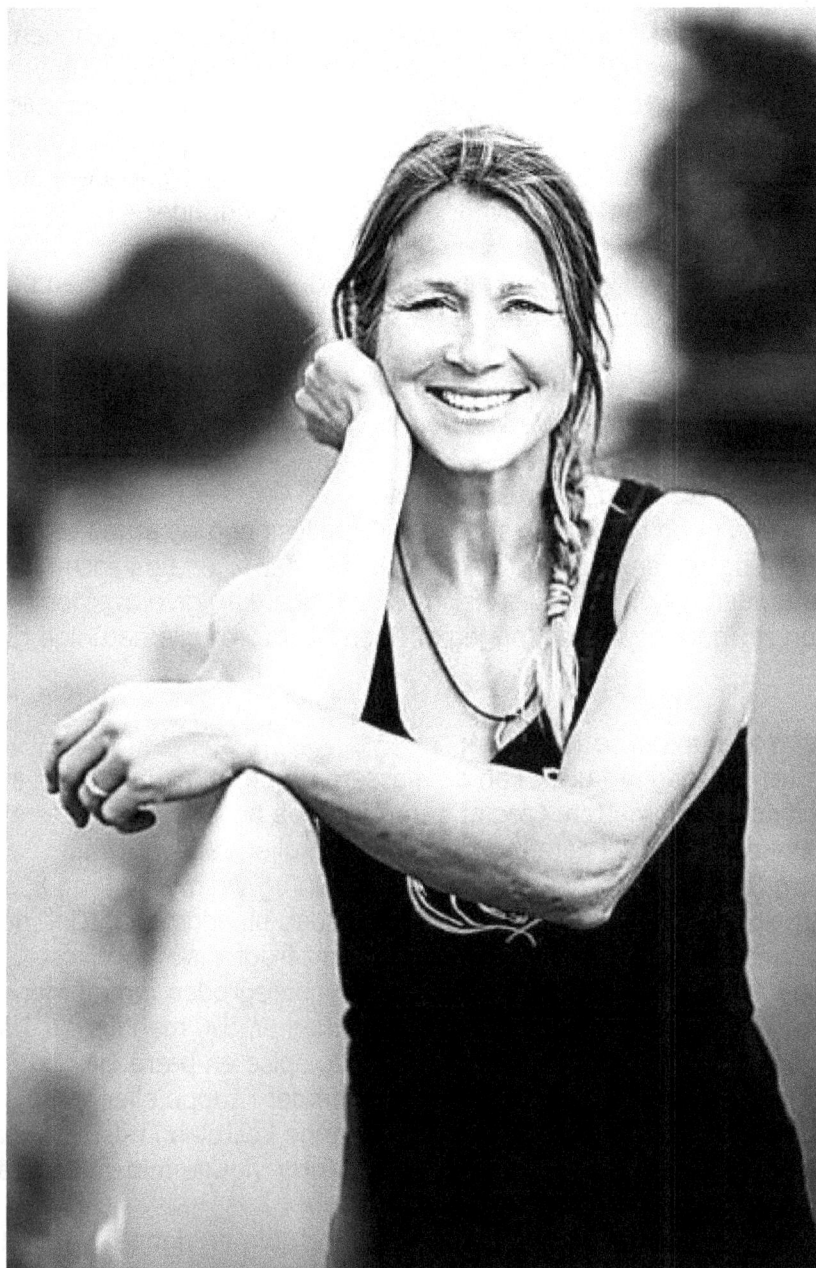

ಬಃ Marianne Florman oplevede træthed og hårtab

Mariannes primære problem var, at hun var træt og var begyndt at fælde mere, end hun plejede. Hendes hår var blevet tyndere og havde tendens til at spalte. Pulslæsningen viste bl.a. en ubalance med stofskiftet, og det kunne forklare hårtabet og trætheden. Sideløbende med behandlingen fik hun taget blodprøver hos egen læge. De viste, at hun for to år siden havde haft for lavt stofskifte, hvilket bekræftede diagnosen ved pulslæsningen.

Hun blev anbefalet nogle bestemte yogaøvelser, tang, bladgrønt og sunde fedtstoffer, og da Marianne kom anden gang, var hun begyndt på disse kostændringer.

Når det gælder hårtab og stofskifte, kan der gå lang tid, før man mærker en bedring, så Marianne blev anbefalet at fortsætte rådene i 6-12 måneder.

Marianne Florman, født 1964, gift og mor til to børn, tidligere landsholdshåndboldspiller, tidligere vært på DR1-programmet 'Ha' det godt', foredragsholder, skribent:

Jeg kan godt lide, at det er den naturlige vej
"Jeg er blevet undersøgt og har fået læst puls, og konklusionen er, at jeg er født med en sund og stærk krop og har en god jordforbindelse. Men der er en ubalance i lever, milt og bugspytkirtel og tendens til ubalance i stofskiftet, som bl.a. kan give træthed, hårtab og vægttab. Det kan jeg godt genkende, og jeg er åben over for nogle naturlige råd mod de gener."

De naturlige råd til Marianne Florman:
- **Kokosolie**: En gang om ugen kan du massere hårbund og hårspidser ind i kokosolie og sove med det om natten. Læg et håndklæde på hovedpuden. Næste morgen kom først shampoo i håret og derefter vand, ellers er olien svær at få ud.
- **Kostplan**: Sørg for at få zink, kisel, jern, protein og vitamin A, B og E, som er vigtige for håret. Gode kilder er kerner og frø, gulerødder, bladgrønt, specielt de mørkegrønne blade som grønkål og spinat, samt frugter som abrikoser, meloner, pærer og rosiner. Du kan fx komme følgende i havregrøden om morgenen: 1 tsk. sesamfrø, 1 tsk. solsikkekerner, 1 tsk. græskarkerner, 5-6 mandler og 1 spsk. rosiner eller tørrede abrikoser. Om formiddagen kan du spise en pære eller lidt melon, og til frokost kan du bruge spinat i maden, fx komme det i suppe eller sovs.
- Hvis du har tendens til hårtab, bør du følge denne kostplan i mindst 6 måneder. Men i øvrigt er kostplanen generelt god, fordi den tilfører vigtige mineraler, vitaminer og sporstoffer, som alle har brug for.
- **Planteolier**: Sørg for at få de sunde planteolier, som er vigtige for håret, ved at spise avocado, oliven, nødder og mandler.
- "Jeg har fået et øget fokus på mit stofskifte, og jeg kan mærke, at energiniveauet er bedre. Men den helt store forløsning har jeg ikke oplevet endnu. Kokosolie i håret om natten er besværligt, og derfor gør jeg det ikke så ofte."

Tidligt i overgangsalderen
"Jeg er gået tidligt i overgangsalderen. Vi ville egentlig gerne have haft flere børn, og der har været mange gange, hvor vi troede, jeg var gravid. Senere fandt vi ud af, at der var en

naturlig forklaring, nemlig uregelmæssige menstruationer i forbindelse med overgangsalderen. Det viste sig, at der var en genetisk faktor, for min mormor havde også en tidlig overgangsalder.

Jeg har ikke været i panik omkring det. Det skete bare. Men jeg taler meget med mine veninder om den nye fase, og hvad det betyder for mine tanker om mig selv. Det er ikke sådan, at jeg føler mig mindre attråværdig. Det er heller ikke sådan, at jeg tænker på det som en afsked.

Det handler mere om at integrere de forskellige livsfaser. Den indre lille pige, den indre unge kvinde og nu den modne kvinde. Jeg er ikke forhippet på at holde fast i de tidligere kvinder. Det er mere noget med at give plads til endnu en ny kvinde indeni."

Jeg går ikke op i alder

"Jeg har det ganske godt med min alder. Jeg har aldrig tænkt i alder eller hængt ting op på alder. Jeg startede fx først med at spille håndbold, da jeg var 16, jeg begyndte på universitetet, da jeg var 26, jeg tog til Japan, da jeg var 32, og jeg fik mit første barn, da jeg var 38.

Jeg har altid omgivet mig med mennesker, der havde en stor aldersspredning. Nogle er 10-20 ældre end mig, andre 10-20 år yngre.

Jeg tænker nok mere over, hvor jeg er i min personlige udvikling. Jeg oplever en stor ro, og det tror jeg, hænger sammen med det udviklingsarbejde, jeg har lavet. Jeg har prøvet mange terapiformer, meditation og yoga og været langt omkring. Jeg tror, jeg er ved at finde det sted, som er at følge mit hjerte og at være her og nu."

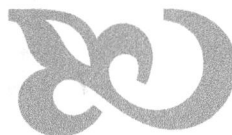

3. KOM SOVENDE TIL EN FASTERE HUD MED GLØD OG LIV

Er du begyndt at tænke på, at du gerne vil gøre en indsats for at få din hud sundere og fastere og begynde at forebygge linjer og rynker? Så er her en af bogens bedste nyheder: Du kan mere eller mindre komme sovende til en fastere hud med mere glød og spændstighed. Det allervigtigste råd inden for hudpleje er nemlig at sørge for at få rigeligt med søvn og hvile, så huden har gode betingelser, når den skal regenerere og reparere sig selv. Her er alle de bedste midler mod tør hud, rynker og appelsinhud.

✎ Lynguide: Tør hud, rynker, appelsinhud ✎

- Plej din hud hver dag med oliemassage i 2-20 minutter med varm sesamolie.
- Giv dig selv tørmassage med råsilkehandsker en gang om ugen over hele kroppen.
- Gå i seng senest klokken 22 hver aften.

Oplever du, at din hud forandrer sig? Det er helt normalt. Efter de 35 har huden en naturlig tendens til at blive tyndere, sartere og mere tør, fordi kroppen danner mindre østrogen. Heldigvis er der rigtig meget, du selv kan gøre for at holde din hud smukkere, fastere og glattere langt op i årene.

❖ Test dig selv: Er din hud i forandring?

- Er der revner i din hud, ligesom når jorden er tør og slår revner?
- Er der linjer i huden, evt. efter solskader?
- Er porerne tydelige?
- Virker din hud slap og træt?
- Mærk på din hud på arme og ben. Føles den tør, er den hvidlig og skællende?
- Bliver din hud irriteret om vinteren, når der er tørt klima indendørs?

Kan du svare ja på et eller flere af spørgsmålene her, er din hud i forandring på vej mod det mere tørre og tynde.

∞ Sådan gør du din hud mere spændstig og glat

Det bedste middel mod den tørre og tynde hud er de sunde fedtstoffer både udvortes og indvortes plus søvn og hvile. Og hvis du vil holde huden sund og spændstig, skal du frem for alt undgå rygning (også passiv rygning), stress, søvnmangel, natarbejde, sygdomme generelt, overdreven soldyrkning, fejlernæring, underernæring og at være for tynd.

Plej dig selv med daglig oliemassage
Oliemassage er velgørende, sundt og afslappende og en stor hjælp til din hud i denne livsfase. Det optimale er, at olien er varmet op til lidt over kropstemperatur. Sæt dig godt til rette på et stort og blødt håndklæde i et varmt rum. Varmen får dig til at slappe yderligere af og sikrer, at hudens porer er åbne, så olien kan trænge ind og give den ønskede virkning.

Massagen skal være blid og behagelig, og bevæge sig fra top til tå. Begynd med at massere hoved, hovedbund (spring hovedbunden over, hvis du har travlt), ansigt og det ydre øre. Herefter masseres hals, nakke, skuldre, ryg, lænd, bryst, mave, arme, ben og til sidst fødderne. Massagen kan vare fra 2 til 20 minutter. Hvis du har travlt, er det nok at få olien smurt på huden. Hvis du har god tid, er det bedst at massere og lade olien sidde længere tid, så den bedre kan trænge ind. Slut oliemassagen af med et kort, varmt bad. Olie i håret er nemmest at vaske ud, hvis du kommer shampoo i håret, før du kommer vand i.
Hæld en gang imellem kogende vand i afløbet for at undgå, at afløbet stopper til.
Medmindre en bestemt olie er ordineret, er økologisk koldpresset sesamolie den bedste til oliemassage. Hvis din hud ikke kan tåle sesamolie, så prøv med olivenolie eller kokosolie. Det er primært olien og ikke massagen, der virker. Så det er vigtigt at vælge den bedst mulige olie og bruge rigeligt af den.
Tilsæt gerne æterisk olie af cypres, lavendel, salvie, rosengeranium eller anis, rose eller jasmin), afsluttet af et kort varmt bad (se Kapitel 3, under hudpleje) til basisolien i forholdet 1:10 (1 dl basisolie, 10 ml aromaolie). De æteriske olier er gode mod hormonelle ubalancer. Om vinteren skal olien varmes lidt inden brug, så den bliver behagelig, hudvenlig og nemmere for huden at absorbere. Hav den stående på den varme radiator.

Oliemassage har ifølge ayurvedisk teori mange gavnlige virkninger, hvor flere af disse er dokumenteret videnskabeligt. Oliemassage:
- Bevarer huden blød, glat og spændstig.
- Får nervesystemet til at falde til ro og virker beroligende. Olien trænger ind i de mange små nerveender, der ligger i huden som et vidt forgrenet netværk.
- Giver velvære.
- Skaber balance i kroppen.
- Giver styrke til hele kroppen.
- Giver en bedre nattesøvn.
- Øger kroppens modstandskraft.
- Øger smidigheden i muskler, led og væv.

Ifølge ayurvedisk teori er det bedst at undgå oliemassage:

- Når du har forstoppelse eller dårlig fordøjelse.
- Når du er syg.
- Når du føler dig skidt tilpas.
- Når du har menstruation.

Det er situationer, hvor kroppens energireserver og andre ressourcer er spidsbelastet med aktiviteten i de forskellige processer. Derfor er der ikke også ressourcer til at optage olien og dens gavnlige virkninger (fx næring, blødgøring, renselse og afslapning).

Peelingmassage giver stærk og smidig hud
Efter oliemassagen kan du lave en peelingsmassage, som giver stærkere og smidigere hud, fjerner dårlig kropslugt, virker mod hudkløe, øger blodgennemstrømningen og giver større udstråling. Det fjerner de døde hudceller og frisker huden op. Den mest effektive metode er at bruge peelingscremen på tør hud inden brusebadet.

Massér den ind i huden, indtil fugten i cremen er absorberet. Det giver en dybdegående skrubbeeffekt, som også øger blodgennemstrømningen. Du kan peele ansigtet og hele kroppen.

Peelingsmassage anbefales en-to gange om ugen efter oliemassage.

Du kan købe en god, økologisk peelingscreme og bruge den forebyggende en gang om ugen eller oftere, hvis du har synlige problemer.

Eller du kan blande ½ dl sesamolie og 1 tsk. rosenvand med ½ dl kikærtemel eller groftkværnede røde linser samt evt. 1 tsk. gurkemeje til en tyk sej pasta. Gurkemejen farver alt gult og kan udelades. Fordel pastaen på de forskellige hudflader.

Udfør massagen med faste, hurtige og lige strøg, fra tå til top. Begynd med fødderne, stryg med fast strøg nedefra og opad, udefra og indefter. Gå videre til benene, ryggen, hænderne, armene, maven og brystkassen. Undgå at komme massen i håret.

Giv dig selv tørmassage

Som alternativ til peelingmassage kan du give dig selv tørmassage en gang om ugen med handsker af råsilke (se produktguiden bag i bogen), før du laver oliemassage. Tørmassage udføres - som pelingsmassagen -med hurtige, opadgående strøg, udefra og indefter. Ifølge ayurvedisk teori giver regelmæssig tørmassage bedre blodomløb og vægttab, øger lymfedrænagen, og kan med tiden afhjælpe selv den appelsinhud, der har siddet længe.

Spis grønt for huden

Din hud skal også næres indefra med sund mad. For at få en sundere hud er det nødvendigt at få alle næringsstoffer. Specielt zink, protein og A-vitamin, som findes i gulerødder, spinat, grønkål og meloner. Læs mere om zink og protein i Kapitel 2, der handler om hår og negle.

A-vitamin

A-vitamin findes især i gulerødder, fløde, smør, ost, purløg, tomat, dild, persille, grønkål, spinat og broccoli. Den anbefalede daglige tilførsel er: 700 RE, hvilket svarer til ca. 80 g gulerødder, 180 g spinat, 180 g ost eller 90 g smør.

Efterhånden som der er en tendens til, at huden bliver tyndere og mere tør, er det også vigtigt at tilføre huden sunde fedtstoffer dagligt, også indvortes. Nærende planteolier til indvortes brug er avocadoolie, hørfrøolie, nigella sativaolie, kokosolie, samt kæmpenatlysolie (se produktguiden bag i bogen).

Jern

Jern er også vigtigt for huden, især huden på overlæben. Mange kvinder ser sunde og friske ud med glat, spændstig og elastisk hud på overlæben. Men andre har tendens til linjer, og nogle får dybere furer. Små rynker på overlæben kaldes for *rhagader* og kan forværres eller opstå pga mangel på jern. Mange kvinder mangler jern på grund af kraftige menstruationer, eller på grund af en mangelfuld fordøjelse, hvor man ikke kan optage jern fra maden. Sørg for at få tilstrækkeligt med jern.

Jern findes især i bønner, ærter og linser, hvedekim, fuldkornsprodukter, abrikoser, spinat og grønkål. Du kan også tilføre jern til maden ved at lave mad i gryder af støbejern.

Læs mere om jern i Kapitel 6, under blodmangel og hjerte-kar-systemet.

Hold huden mættet med fugt indefra

Husk at få rigeligt med væske! Det holder huden spændstig og fugtig. De fleste bør sørge for at få 1½-2 liter væske om dagen. Kaffe og sort te tæller negativt i væskeregnskabet, så hvis du drikker kaffe eller sort te, er det nødvendigt at drikke mere af andre væsker. Hvis du dyrker meget motion eller sveder meget, er det også nødvendigt med mere væske, op til 3 liter om dagen. Drik urtete, urtekaffe, vand kogt med krydderier eller krydderurter samt friskpressede frugtsafter. Huden kan desuden tilføres en sund form for fugt med den rette balance via søde modne saftfyldte frugter som fx pærer, bananer, mango, khakifrugter, sharonfrugter, druer, bær og dadler.

Få en dybere søvn

Udtrykket skønhedssøvn kommer ikke af ingenting. Det er ret præcist. For en dyb, lang og uafbrudt søvn virker regenererende på hele organismen, ikke mindst huden. Søvn forebygger sorte rande under øjnene og gør, at huden generelt kan holde sig strammere, glattere og fastere. Desuden får du en bedre blodgennemstrømning og mere farve i kinderne.
Under søvnen reparerer kroppen skader, der er sket i dagens løb, også mikroskopiske skader i huden, som ikke kan ses med det blotte øje, men som fører til synlige skader på længere sigt, fordi de ikke bliver repareret om natten pga. manglende søvn. Det kan være skader fra sol, dårligt indeklima, forurening og tobaksrøg.
Læs om hvordan du får en dybere søvn i Kapitel 4, der handler om nervesystemet.

Læg en plejende ansigtsmaske

Læg en maske en gang om ugen eller dagligt, alt efter om du har få eller mange linjer i huden. Disse masker kan ifølge ayurvedisk teori mildne linjer og rynker i huden:

Maske til blandet eller fedtet hud:

1 spsk. mandelolie, 1 spsk. kikærtemel, 1 spsk. yoghurt, (evt. ½ tsk. gurkemeje - kan udelades) røres sammen til en tyk pasta. Fordel den i ansigtet, lad den sidde i 20 minutter, og skyl af med lunkent vand.

Maske til tør hud:

1 spsk. honning, 1 spsk. piskefløde, 1 spsk. yoghurt blandes til en tyk masse. Smør massen i ansigtet, lad den sidde i 20 minutter, og skyl af med lunkent vand.
Læs om masker med æteriske olier i Kapitel 1, under duftende olier i små flasker.

Motion og frisk luft dagligt giver strålende hud

Frisk luft er fyldt med ilt, som giver liv til huden, og motion øger blodgennemstrømningen. Motion og frisk luft er derfor noget af det bedste, du kan gøre for din hud. En gåtur på en halv time er fint. Yoga er også velegnet, fordi det øger blodgennemstrømningen og stimulerer koppens indre kirtler og organer, hvilket afspejler sig i huden, som bliver friskere, fastere og mere strålende.

Undgå alt det, der kan stresse din hud

- Dårligt indeklima.
- Aircondition, som er udtørrende for huden.
- Syntetiske materialer indendørs. De kan afgive syntetiske mikropartikler, som også kan være med til at stresse din hud.
- Forurenet luft (som rygning eller bilos).
- Stress og jag både hjemme og på arbejdet.

- Negative tanker og bekymringer, der kan gøre ansigtsmusklerne anspændte og føre til linjer og rynker i huden. Ifølge ayurvedisk teori er ansigtet et spejl af et menneskes tanker. Hvis du gerne vil vide, hvilke tanker du har haft i fortiden, skal du se på dit ansigt. Og hvis du gerne vil vide, hvordan dit ansigt kommer til at se ud i fremtiden, skal du kigge på de tanker, du har i dag. Derfor er det vigtigt, at du sørger for at have glæde i dit liv (det er nemmere når du er veludhvilet), så du spontant får mere positive tanker og et lysere syn på livet.
- At være aktiv eller arbejde om natten. Natarbejde kan give en bleg, slap og træt hud med sorte rande under øjnene.
- Indtagelse af alkohol. Det udtørrer hudens fedtreserver og gør huden tyndere og mere tør.
- At udsætte huden for ekstreme vejrforhold. Beskyt din hud i kulde, blæst, frost og stærk sol. Hold hovedet varmt med en hue, og tag et tørklæde for mund og næse, inden du går ud.
- Undgå overdreven solbadning, dvs. ikke mere end 5-30 minutters direkte sollys om dagen. Det vigtigste princip er, at jo stærkere og sundere kroppen er, jo bedre tåler den forskellige påvirkninger, også solens stråler. En sund, velnæret krop i god væskebalance vil skades mindre af sollys. Hvis du passer godt på din hud og beskytter den mod overdreven soldyrkning, kan du i meget stor udstrækning undgå brune pletter, linjer og rynker i huden, når du kommer op i årene. Langt de fleste rynker og brune pletter skyldes, at huden har været udsat for alt for stærkt sollys i alt for lang tid ad gangen, hvilket vi let kommer til, når vi går i haven, er på badeferie i varme lande, sejler eller er på vandretur.

Hvad er appelsinhud (cellulite)?
Underhuden er opdelt i små 'rum' af bindevævsstrøg, og det er her, fedtcellerne ligger i små klynger. Med årene bliver bindevævet stivere og trækker sig sammen, mens de små rum med fedtceller buler ud. Samtidig kan fedtcellerne blive mange gange større, når de bliver fyldt med fedt, og fedtcelleklyngerne kan også suge væske til sig præcist som en svamp. Når det sker, svulmer fedtcelleklyngerne op, så de buler op mod hudoverfladen.

Der er mange teorier om, hvad appelsinhud kommer af, men mange hudlæger mener, at det primært skyldes dårlig mikrocirkulation i underhudens fedtvæv, dvs. dårlig cirkulation af blod og lymfe, så der ophobes væske omkring fedtcellerne. Blodet fører næringsstoffer ud til celler og væv. Men hvis blodtilførslen nedsættes eller blokeres, kommer der ikke nok næring til, at kroppens indbyggede reparationsmekanismer kan fungere, eller kroppen kan genopbygge nye celler og væv. Lymfevæsken skal dræne kroppens væv for væske, gamle, udslidte celler og nedbrydningsprodukter. Hvis lymfedrænagen er nedsat eller blokeret, kan væske og urenheder ikke blive fjernet, men vil hobe sig op og føre til dannelsen af appelsinhud. Appelsinhud er mest udbredt hos kvinder, fordi kvinders bindevæv er mere uelastisk, og fordi kvinder har flere fedtceller.

Over 90 procent af alle kvinder over 15 år lider af appelsinhud.

❦   Sådan tackler du appelsinhud
Det kan siges meget kort med tre gode råd: Varme, massage og motion. Det er altsammen elementer, der forbedrer mikrocirkulationen i hud og underhud, dvs. kredsløbet af både blod og lymfevæske.

Varme: Hold dig altid tilpas varm
Ifølge ayurvedisk teori er en af de medvirkende årsager til appelsinhud, at man går rundt og er en smule kold. Selv om du ikke fryser, så er bare det, at du går udenfor, og huden bliver kold, eller at du sidder stille i et lokale, der ikke er behageligt varmt, nok til, at de små blod- og lymfekar i underhuden trækker sig sammen. Det gør, at mikrocirkulationen i underhuden bliver nedsat. For det første kan der ikke komme næringsstoffer til, for det andet ikke nedbrydningsprodukter væk.

Klæd dig varmt: Vær varmt klædt på både udendørs og indendørs. Sørg for gode, varme termobukser eller skibukser hele den kolde tid på året. Det gælder, både når du sætter dig i en kold bil, lige skal hen til postkassen med et brev eller sidder i haven en kølig sommeraften.

Varme åbner blodkar og lymfekar og øger blodgennemstrømningen.

Sørg for at svede: Sørg for at svede regelmæssigt, så sveden løber ned ad huden. Gå i sauna eller dampbad regelmæssigt (dog ikke hvis du har en hjerte-kar-sygdom). Drik varme drikke og spis varm mad, evt. med stærke, varmende krydderier.

Gå efter varme: Undgå enhver form for afkøling (undtagen i forbindelse med vekselbade). Ophold dig i varme rum.

Undgå kulde: Undgå iskold mad og drikke. Kolde fødevarer medfører, at kroppens kanalsystemer trækker sig sammen, hvilket lukker af for blodgennemstrømningen og lymfedrænagen, specielt i de små kar, der ligger i huden.

Tag vekselbade: Det er stimulerende for kredsløbet at tage vekselbade. Det hurtige skift mellem meget koldt og meget varmt vand stimulerer hele kredsløbet og øger gennemstrømningen af blod og lymfe. Vekselbade giver desuden mere glød, udstråling og velvære. Og det giver bedre søvn, mere energi og større glæde. Husk at afslutte med varmt vand.

Vekselbad om aftenen før sengetid
Anskaf dig to spande eller opvaskebaljer og nyd nu:
- Et varmt fodbad 40 grader i 3 minutter
- Et koldt fodbad (så koldt som det kan blive fra hanen) i ½ minut
- Et varmt fodbad i 3 minutter
- Et koldt fodbad i ½ minut
- Et varmt fodbad i 3 minutter
- Start og slut med varmt vand.
- Det varme skal være længere end det kolde.

Massage: Giv dig selv massage
Ifølge ayurvedisk teori er daglig oliemassage med opvarmet sesamolie og tørmassage med silkehandsker begge gode midler mod appelsinhud. Læs om oliemassage i Kapitel 3, under hudpleje, og læs om peelingsmassage og tørmassage i starten af dette kapitel.

Motion: Få naturlig bevægelse
Almindelig motion som en rask gåtur efter aftensmaden øger mikrocirkulationen i underhuden og får dig til at svede. Yoga er også sundt, da det hjælper med at strække og blødgøre bindevævsstrøgene i underhuden, så bindevævet bliver mere smidigt.

Overvej at gå i gang med udrensning

Ifølge ayurvedisk teori kan det hjælpe at supplere de tre gængse elementer: Varme, massage og motion, med et element af udrensning for at forbedre kredsløbet og mikrocirkulationen i huden og underhuden, så du kommer af med nedbrydningsprodukter fra nedbrydningen af gamle, slidte celler, fra den daglige omsætning og produktion i kroppens milliarder af celler, og fra eventuelle partikler fra forurening i vand, luft og mad.

Hvad er nedbrydningsprodukter?

Du kan ifølge ayurvedisk teori forebygge og mindske appelsinhud ved at undgå, at der ophobes nedbrydningsprodukter i kroppen.

Der kan blive nedbrydningsprodukter tilovers fra nedbrydningen af alle slags fødevarer, drikkevarer, luft, hudplejeprodukter og medicin, kort sagt alle de stoffer, du får ind i din krop. Du optager ikke kun stoffer gennem munden, men også gennem næsen, lungerne og huden. Alle disse stoffer skal nedbrydes i kroppen.

Hvis alt fungerer sundt og godt, og alt, hvad du indtager, er økologisk og sundt, kan stofferne som regel blive helt nedbrudt, og der vil ikke være nedbrydningsprodukter tilovers. Men hvis fordøjelsen ikke fungerer optimalt, og man spiser usundt, kan der blive nedbrydningsprodukter tilovers.

Kroppen gør, hvad den kan, for at udskille restprodukterne gennem tarmsystem, urinveje, svedvæske, tårer og slim. Men det er ikke altid, kroppen kan følge med mængden, og da er det, at nedbrydningsprodukter kan hobe sig op i celler og væv.

Fordøjelsen er som et indre bål, der fortærer alt, hvad du lægger på det. Men et bål kan ikke brænde alle former for stof helt ned. Plastik og metal efterlader nedbrydningsprodukter, og på samme måde kan din fordøjelse heller ikke forbrænde alt, hvad du indtager. Det fører til nedbrydningsprodukter, der hobes op som slagger i celler og væv.

Et bål kan heller ikke brænde, hvis du lægger for meget brænde på. På samme måde kan det føre til nedbrydningsprodukter, hvis du spiser mere, end du kan fordøje, eller spiser svært nedbrydelige stoffer.

Det kan ikke bare føre til øget dannelse af appelsinhud, men også at du har svært ved at tabe dig, får ubehag efter måltiderne, lider af kronisk træthed samt generes af smerter og stivhed i muskler og led.

Hvad er udrensning?

Udrensning betyder at vi vælger visse fødevarer, drikke og livsstilsvaner som faciliterer kroppens naturlige arbejde med at dræne nedbrydningsprodukter væk fra celler, væv og organsystemer, herunder også huden, der er vores største organ.

Spis og drik appelsinhuden væk

Ifølge ayurvedisk teori har følgende mad og drikke en rensende virkning på kroppen og dermed en gavnlig virkning på appelsinhud:

Drik urtevand

Kog 2 liter vand, tilsæt 2 tsk. bukkehornsfrø, 1 tsk. spidskommenfrø, ½ tsk. korianderfrø og ¼ tsk. ajowanfrø (løvstikkefrø). Kog i 10-15 minutter, og tilsæt derpå 1 tsk. gurkemeje. Det virker bedst, hvis krydderierne er hele. Du kan drikke teen dagligt eller en-to gange om ugen i en periode på 3 måneder, alt efter hvor udbredt problemet er. (se produktguiden bag i bogen).

Drik kogt varmt vand, friskpresset frugtsaft, kogt varm mælk og urtete.

Spis krydderier

Spidskommen, gurkemeje, frisk koriander, stødt koriander, sort peber, spidskommen, kanel, lakridsrod, kardemomme, pebermynte, bukkehornsfrø og fennikelfrø hjælper kroppen med at nedbryde og fjerne nedbrydningsprodukter.

Spis fødevarer

Spis flere squash, radiser, asparges og mere friskrevet peberrod som en del af måltiderne.

Spis middagsmad: Læg dagens største og vigtigste måltid til frokost (middag), hvor fordøjelsen er stærkest.

Børst tungen. Hvis du har nedbrydningsprodukter ophobet i kroppen, vil der komme et hvid-gulligt lag på tungen. Børst det af om morgenen med tandbørsten, efter du har børstet tænder.

Sådan forebygger du ophobning af nedbrydningsprodukter

- Undgå at opbevare syrlige eller salte fødevarer i metalbeholdere. Syrlige fødevarer kan opløse metal, så små mængder afgives til maden.
- Undgå køkkenredskaber og elkedler med nikkel.
- Undgå så vidt muligt fødevarer pakket i blød plastfilm, da det indeholder en sundhedsskadelig blødgører.
- Husk at få bevæget dig nok hver dag.
- Få rigeligt med søvn.
- Undgå stress.
- Undgå forurenet vand og luft.
- Undgå overspisning.
- Undgå mad, som er tvangsmodnet, bestrålet eller indeholder rester fra sprøjtegift eller kunstgødning.
- Spis økologisk, så du undgår gensplejset mad, tilsætningsstoffer og konserveringsmidler.
- Undgå tungtfordøjelig mad: Kød, fjerkræ og fisk, færdigkøbte frosne retter, gamle oste og dåsemad.

Duftende blomstervand i stedet for deodorant

Mange af de gængse deodoranter indeholder stoffer, der hæmmer svedfunktionen. De blokerer kroppens naturlige udskillelseskanal for visse nedbrydningsprodukter.

Ifølge ayurvedisk teori er det at svede en sundhedsfremmende funktion for kroppen, som ikke bør blokeres. Mange nedbrydningsprodukter bliver udskilt med sveden.

Frie armhuler

Det er bedre at fjerne hårene under armene, så armhulerne bliver nemmere at holde rene og fri for dårlig lugt. Bakterier sætter sig i hårene og nedbryder sveden – og det er netop nedbrydningen af sveden, som fører til dårlig lugt. Hvis man fjerner hårene under armhulerne, reducerer man mængden af bakterier og dæmper dårlig lugt.

Duftende blomstervand

Som et alternativ til deodorant kan du bruge hydrolater, dvs kondensvand, der er blevet til overs når man destillerer æteriske olier.

Vælg mellem følgende hydrolater:

Hæld hydrolatet i en vandforstøver, og så er den klar til brug. Vælg mellem hydrolat af rosengeranium, Fir Himalaya (fyrretræ fra Himalaya bjergene), rose, lavendel, jasmin, sandeltræ, tuberose eller ylang ylang.

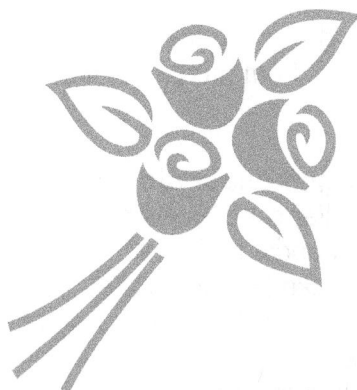

Chanet Hoffmeyer

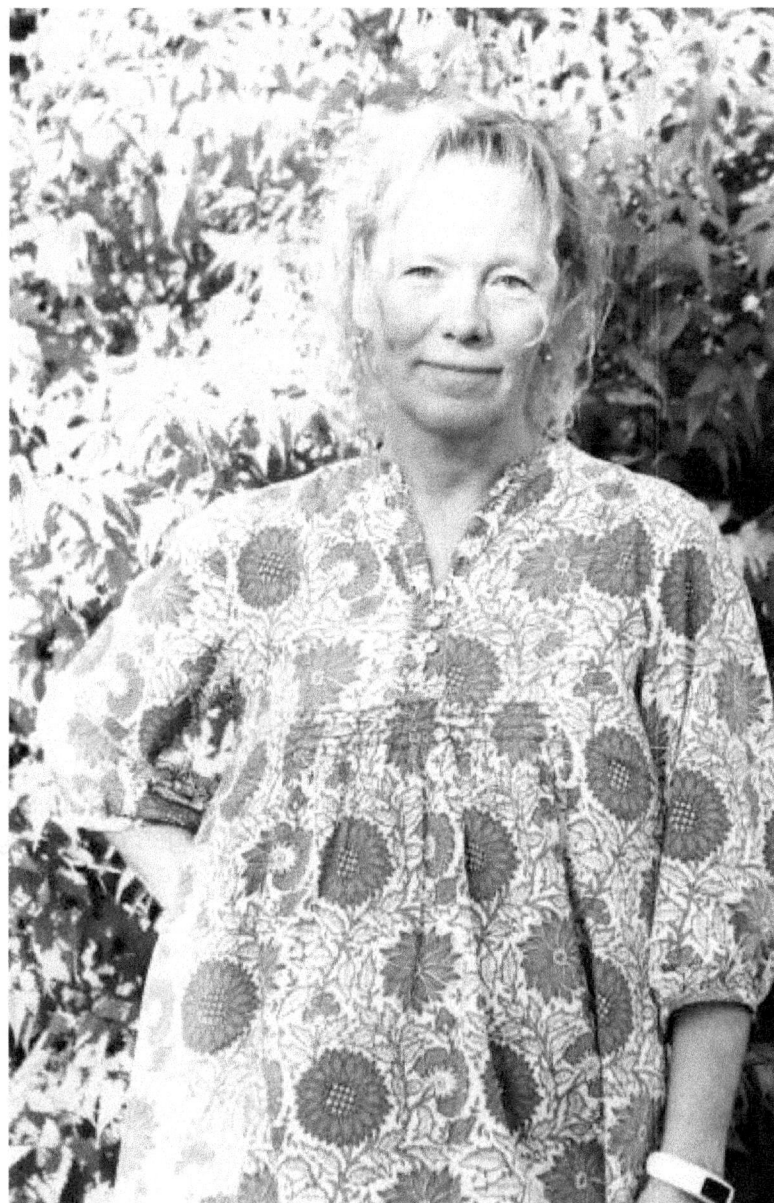

❧ Chanets udslæt gik ud over livskvaliteten

Chanet kom, fordi hun havde udslæt på hænderne. Hendes gener begyndte, da hun arbejdede med kemikalier i en større virksomhed. Hun udviklede allergi over for nikkel og gummi, som gav alvorligt udslæt på hænderne – det var i perioder næsten invaliderende for hende. Meget ofte er lever og fordøjelse overbelastet i overgangsfasen pga. de hormonelle forandringer, og det kan føre til forværring af ubalancer i huden som fx udslæt.
Pulslæsningen viste, at Chanet havde slagger i kroppen pga. nedsat kapacitet i fordøjelsessystemet og en overbelastet lever – noget, der typisk viser sig som udslæt, fordi nedbrydningsprodukterne kan blive udskilt gennem huden. Hun fik anbefalet en ayurvedisk detoxkur. Desuden skulle hun skifte fiskeolien ud med de sunde planteolier (omega-3, -6 og -9), tage ekstra D-vitamin og begynde at lytte til en bestemt form for Ayurvedisk lydterapi. Allerede da hun kom anden gang, var udslættet blevet væsentlig bedre.
Nu blev hun sat på en kostplan med letfordøjelig mad, regelmæssig TM-meditation (se Kapitel 4, der handler om nervesystemet) to gange om dagen.
Desuden fik hun anbefalet en panchakarmakur (se Kapitel 8, der handler om fordøjelsen). Efter tre måneders forløb med en ihærdig indsats for at integrere alle de gode råd i hverdagen, kombineret med en uges panchakarma i Norge, var hænderne blevet flotte.

Chanet Hoffmeyer, født 1964, gift og mor til en pige, tekniker:

Mit invaliderende udslæt forsvandt
"Jeg døjede rigtig meget med udslættet. Jeg fik hormoncremer, men huden blev mere og mere skrøbelig, og det påvirkede mig og mit liv på alle måder. Jeg kunne ikke længere ro kajak, som jeg ellers elsker, jeg fik store sår af det, fordi huden var så tynd.
Det er nu tre år siden, jeg opsøgte Charlotte, og for mig har det betydet, at jeg stort set ikke har udslæt mere. Jeg følger stadig anbefalingerne, jeg kan jo mærke, at det gør godt. Jeg tager nu en udrensningskur hver tredje måned. Jeg føler mig vågen og klar, og har ikke længere de der tunge fordøjelsestimer efter måltiderne. Mine øjne er klare og vågne, hele mit look er mere klart."

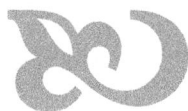

❧

4. FÅ FRED I SINDET OG SOV BEDRE

De hormonelle forandringer påvirker dit **nervesystem** og dermed dit sind, dit stemningsleje og din søvn. Dit nervesystem er desuden påvirket af, hvordan du har levet dit liv. Har du haft det hårdt, vil nervesystemet formentlig være mere anspændt. Har du haft tid til pauser og søvn, vil det være mere i balance. Læs her, hvordan du skaber fred indeni og får en bedre og dybere nattesøvn.

❧ Lynguide: Søvnproblemer, træthed, anspændthed, uro, rastløshed ❧

- Tag dit behov for søvn alvorligt: Gå tidligt i seng, og und dig selv 9-10 timers søvn hver nat.
- Begynd at meditere 2 x 20 minutter om dagen. Bedst morgen og eftermiddag.
- Spis gerne 1-2 tsk. sundt fedtstof hver morgen til hjerne og nervesystem (fx hørfrøolie, nigella sativa olie, kæmpenatlysolie).

Mange kvinder får søvnproblemer

Overgangsfasens hormonelle påvirkning af nervesystemet betyder for en del kvinder, at nervesystemet bliver mere anspændt, og mange begynder derfor at generes af søvnproblemer. Mange oplever, at søvnen bliver mere overfladisk, at det er vanskeligt at falde i søvn, selv om de er trætte, eller at de vågner for tidligt og ikke kan falde i søvn igen. Ofte kan det skyldes hedestigninger og svedeture. Men også kvinder, der ikke generes af for meget varme, kan have problemer med overfladisk eller afbrudt søvn.

Nervesystemet har ubegrænset potentiale

Det er meget forskelligt, hvordan kvinders nervesystem reagerer, når de kommer ind i den nye livsfase. Nervesystemets funktion er afgørende for, hvordan du har det psykisk. Nogle får tendens til depression, som kan skyldes ophobet fysisk træthed i nervesystemet, fordi de har slidt og slæbt i mange år og ikke haft mulighed for at få tilstrækkeligt med hvile. Andre kvinder oplever et forsænket stemningsleje, fordi de føler, at de ikke har nået det, de gerne ville. Andre igen bliver overvældet af træthed, fordi nervesystemet bliver anspændt, og de begynder at sove dårligt om natten. Men så er der andre igen, der ser den nye livsfase som en enestående mulighed for at få mere viden og erfaring og i det hele taget vokse som mennesker og udvikle flere kvaliteter, interesser og talenter. Det kan du også komme til. Det kan lade sig gøre at pleje nervesystemet, så du får en positiv fremtid ud af forandringerne. Forskning har vist, at der hele livet igennem kan dannes nye forbindelser mellem hjernens nerveceller, og hjernens elektriske aktivitet kan udvikle sig og begynder at fungere på flere frekvenser i et mere velordnet og sammenhængende funktionsmønster, så kroppens interne kommunikationsnetværk bliver stadig mere komplekst og velfungerende. Det betyder udvikling og vækst af bevidsthed, personlighed og talenter. Ifølge ayurvedisk teori har nervesystemet et ubegrænset potentiale for vækst og udvikling. Hvis du begynder at nære og pleje nervesystemet, vil du begynde at opleve vækst og udvikling, og du vil blive fyldt med den livsglæde, der følger med vækst og udvikling.

Du kan først og fremmest pleje nervesystemet ved at få rigeligt med søvn og hvile, sunde fedtstoffer med de vigtige fedtsyrer, som vi især får fra planteolier, nødder, kerner og frø, og ved at meditere.

Aktiver det parasympatiske nervesystem

Nervesystemet har to funktioner: Det voluntære (under viljens kontrol) og det involuntære (ikke under viljens kontrol). Det involuntære nervesystem er opdelt i det sympatiske nervesystem, som træder i funktion, når du er stresset og føler dig presset, og det parasympatiske nervesystem, som træder i funktion, når du slapper af.

Det sympatiske nervesystem sætter tre funktioner på standby: Fordøjelsen, immunforsvaret og søvnen. Og omvendt er det med det parasympatiske nervesystem - det aktiverer og styrker de tre funktioner: Fordøjelsen (samt funktionen af kroppens kirtler og indre organer), immunforsvaret og søvnen.

Og hvordan kan vi stimulere det parasympatiske nervesystem: Det gør vi ved at slappe af, organisere vores liv og kalender fornuftigt, dyrke yoga, meditere, få rigeligt med hvile og holde pauser, fridage og ferie.

Hvorfor man ikke kan sove

Den mest almindelige årsag til vedvarende søvnproblemer er paradoksalt nok mangel på søvn gennem flere år. Jo mindre man sover, jo sværere bliver det at sove. Hvis ikke vi under kroppen søvn når den har brug for det, så vil kroppens evne til at sove blive svækket. Mange overhører kroppens bønfaldende råb om søvn tidligt på aftenen og presser i stedet kroppen til at blive ved med at fungere aktivt til sent på aftenen. Evnen til at sove er som en muskel, vi ikke bruger - den bliver slappere og svinder ind. Mange mennesker mangler hvile og søvn. Mange lever med et umenneskeligt tidspres. De skal nå alt for meget hver eneste dag og har dårligt tid til at købe ind, lave mad, spise og fordøje maden, endsige dyrke motion, vaske tøj, føre dybe, meningsfyldte samtaler med hinanden eller komme ud i naturen. Mange har ikke mulighed for at holde pauser eller egentlige fridage. Og mange lever med skarpe deadlines, der bare skal nås for enhver pris. Den løsning på problemerne – for at klare hverdagen – som de fleste fristes af, er at skære ned på søvnen. Det betyder, at der ikke er tid til at holde pauser, tage en rigtig fridag, hvile sig eller sove ud. Så tager det sympatiske nervesystem over, og sætter både søvn, fordøjelse og immunforsvar på standby.

Få mere hvile i overgangsfasen

Hvis du i mange år ikke har fået nok søvn, så er det her i overgangsfasen vigtigere end nogensinde før at få indhentet det tabte og skabt gode, sunde søvnvaner. Når vi vender billedet, og får mere hvile, så tager det parasympatiske nervesystem over, og så styrkes fordøjelsen, immunforsvaret og søvnen.

Det er en misforståelse at stile mod mindre søvn

I takt med at der ikke er tid til at sove, fordi man skal bruge sine vågne timer på så mange andre aktiviteter for at få en almindelig dagligdag til at hænge sammen, er der kommet den udbredte misforståelse, at målet er at klare sig med mindre søvn. Mange mennesker fører en form for kapløb med sig selv, hvor de øver sig i at sove mindre og mindre og tror, at idealet er at komme ned på ganske få timer. Den fremherskende opfattelse er, at man kan sove, når man bliver gammel. Det ayurvediske svar på det er, at hvis vi ikke sover det, vi har brug for, så bliver man gammel før tid.

❖ Test dig selv: Får du nok søvn?

Jo flere af nedenstående spørgsmål du kan svare ja til, jo større søvnunderskud har du ophobet gennem årene. Kroppen noterer det på en lille regning, hver gang du giver den for lidt søvn.

Den gode nyhed er, at du kan indhente det tabte ved at få en bedre søvnhygiejne og begynde at meditere.

- Er du træt i løbet af dagen?
- Føler du dig udmattet eller udbrændt?
- Føler du dig tyndhudet (dvs. oversensitiv)?
- Tager det mere end en halv time for dig at falde i søvn om aftenen?
- Vågner du i løbet af natten?
- Er din søvn overfladisk – bliver du let vækket?
- Vågner du for tidligt og kan ikke falde i søvn igen?
- Føler du dig træt, når du står op om morgenen?
- Føler du dig tung, når du vågner?
- Skal du sætte vækkeur for at komme op om morgenen?
- Føler du dig rastløs og urolig?
- Føler du dig anspændt?
- Har du det, som om hele kroppen sitrer indvendigt?
- Går du rundt og gaber?

Søvn reducerer stress

Hvordan dit nervesystem har det og fungerer i den nye livsfase afhænger af, hvordan du har levet dit liv indtil nu. Ifølge ayurvedisk teori fører søvnmangel til anspændthed og søvnproblemer, og omvendt fører rigeligt med søvn og dyb hvile til, at man bliver mere rolig og afslappet i hverdagen. Hvis du har arbejdet for meget, for længe og for hårdt, fået for lidt hvile og rekreation og ikke haft tid til at regenerere eller slappe af, kan nervesystemet i den nye livsfase have en tendens til at være mere anspændt. Og du kan føle dig urolig, rastløs eller stresset. Hvis du omvendt har haft mulighed for at hvile, tage pauser og få rigeligt med søvn, vil dit nervesystem være i stand til at fungere mere normalt og afbalanceret, og du vil føle dig mere afslappet og rolig.

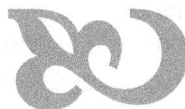

ॐ   Sådan indhenter du det tabte og bliver udhvilet

Her er flere gode nyheder: Det bedste, du kan gøre, hvis du er udbrændt, anspændt, stresset, rastløs og har svært ved at falde i søvn, er ifølge ayurvedisk teori: Masser af hvile, fridage, eftermiddagshvil, ferier og pauser - alt sammen noget der aktiverer det parasympatiske nervesystem. Se her, hvordan du får dit nervesystem og søvnmønster i balance.

Forkæl dig selv med mange timers søvn hver nat

Det optimale er at få en tilpas lang, sammenhængende og dyb søvn hver eneste nat, så du bliver så udhvilet, at du ikke behøver vækkeur for at vågne og ikke går rundt og gaber. Der er stor uenighed om, hvor meget søvn mennesket har behov for. Ifølge ayurvedisk teori har de fleste mennesker brug for langt mere søvn, end man skulle tro, dvs. mellem 7 og 10 timer. Det afgørende er, at du sover, når du er træt. Og bliver ved med at sove, indtil du er udhvilet. Sæt tid af til, at du kan sove 7-10 timer hver nat.

Den bedste indikator for, at du er ved at have indhentet mange års søvnunderskud og er ved at være udhvilet, er, at du vågner af dig selv, frisk, i godt humør og fuld af energi, uden brug af vækkeur, og at du kan arbejde hele dagen uden at blive træt.

Søvn giver ro

Rigeligt med søvn hjælper nervesystemet med at falde til ro, det gør dig glad, det giver dig overskud, og det gør, at du føler dig mere rolig og afslappet i dagligdagen.
Når du er veludhvilet, bliver dine øjne også klarere. Desuden får du større udstråling, bliver mere effektiv og kan langt bedre være til stede i nuet. Det er først og fremmest med søvnen, du styrker dig selv og lader op med ny energi.

Alle gevinsterne ved at få rigeligt med søvn

Når du giver din krop den søvn som den har brug for, bliver dit immunforsvar stærkere, du får lettere ved at falde til ro i dagligdagen, du bliver ikke så let stresset, og du forebygger overvægt, sukkersyge, forhøjet blodtryk og kræft. Din hud bliver også glattere og mere spændstig. Forskning har dokumenteret, at det er sundest at lægge sin søvn om natten (og ikke om dagen).

Gå tidligere i seng og stå tidligere op

Der er mange gode grunde til at gå tidligere i seng. Den søvn, vi får før midnat, er langt dybere end den søvn, vi får efter midnat. Det er den dybeste søvn, vi skal efterstræbe, for det er her, kroppen regenererer allermest. Søvnen optræder i fire forskellige stadier, hvor stadie 1 er den første milde døs, stadie 2 den lette søvn, stadie 3 drømmesøvnen og stadie 4 den dybe, regenererende søvn (nogle forskere slår 3 og 4 sammen til et stadie).
Før midnat har vi mulighed for at komme ned i og blive i den dybeste søvn i op til 45 minutter ad gangen.
Efter midnat vil vi som regel kun komme ned i stadie 4 i korte dyk på få minutter. Når vi går tidligere i seng, har vi lettere ved at falde i søvn, da biorytmerne ifølge ayurvedisk teori på dette tidspunkt er mest befordrende for at falde i søvn.

Lyt til kroppens signaler

De fleste oplever, at de naturligt bliver søvnige eller begynder at gabe mellem kl. otte og halv ni, men overhører signalerne og presser i stedet for kroppen til at fortsætte med aktivitet til sent ud på aftenen.

Det er ikke let at gennemføre det naturlige ideal i en almindelig hverdag. Men du kan nærme dig idealet ved at gå et kvarter tidligere i seng end du plejer i nogle uger, og så igen et kvarter tidligere etc., indtil du kan komme i seng før klokken 22 og stå op omkring klokken 6-7 om morgenen.

I weekenden er det en god idé at give sig selv lov til at sove endnu mere. Hvis du har søvnproblemer og har svært ved at falde i søvn eller vågner tidligt og ikke kan sove igen, kan du lægge dig om eftermiddagen efter arbejde eller sove til middag i weekender og ferier. Ny forskning har vist, at mennesker, der går sent i seng, har tendens til at spise mere usundt og har højere BMI, dvs er mere overvægtige.

Gå til ro før kl. 22

Ifølge ayurvedisk teori er det i tidsrummet mellem klokken 22 og 02, at kroppen arbejder allermest intenst med at udskifte gamle eller ødelagte celler med nye og fine. Derfor er det afgørende for en smuk og spændstig hud, at du sørger for at komme i seng før klokken 22, så du er nede i den dybe, regenererende og genopbyggende søvn, inden klokken runder 22.

Begynd at hvile mere

Hvil dig systematisk hver dag ved at lægge dig ned efter et eller flere måltider på venstre side, med lukkede øjne og i stilhed. Lig i 5-20 minutter hver gang. Hvile aktiverer det parasympatiske nervesystem. Når det parasympatiske nervesystem er aktiveret, bliver det lettere at få en dyb og lang, sammenhængende søvn.

Tag en ægte fridag

Hold fri en gang om ugen, dvs. en dag uden vækkeur, mobiltelefon, computer, aftaler, pligter, gæster eller andet. Dagen skal bruges til at hvile i. Sov, så meget du kan. Bliv i sengen hele dagen, hvis det er det, du har lyst til! Gå evt. en tur, eller beskæftig dig med noget opløftende som at lytte til afslappende musik, læse i en bog eller meditere.

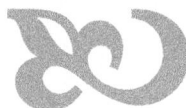

ଊ   Sådan tackler du søvnproblemer

Hvis du har problemer med enten at falde i søvn eller vågne for tidligt, kan du prøve at følge de ayurvediske råd her:

1. Oliemassage: Lav oliemassage med opvarmet sesamolie sen eftermiddag eller om aftenen, efterfulgt af et kort varmt bad. Læs hvordan i Kapitel 3, under hudpleje.
Eller som minimum vask hænder, fødder og ansigt.

2. Bodylotion med perikum: Smør kroppen ind i creme eller bodylotion med udtræk af perikum (fås over nettet). Perikum virker befordrende på søvnen. Når det smøres på huden, optages det direkte i blodbanen og når derfor hurtigt ind til centralnervesystemet. Drikker du det som urtete, tager det længere tid, før du opnår samme beroligende effekt.

3. Fodmassage: Giv dig selv fodmassage med lavendelolie (eller ricinusolie blandet med lavendelolie i forholdet 10:1).

4. Sovemælk: Og endelig: Drik før sengetid en kop varm sovemælk på sødmælk kogt med ¼ tsk. kardemomme, vanilje, kanel, gurkemeje og muskatnød samt ¼ tsk. klaret smør.

Skab en fast døgnrytme

Gå i seng og stå op på nogenlunde samme tid hver dag, også i weekenden. Kroppens indre ur indstiller sig efter det, og det betyder, at alle kroppens funktioner arbejder og virker meget bedre.

Indret soveværelset, så du sover optimalt

Temperaturen skal være passende – ikke for kold, ikke for varm. Der bør være stille og fri for bilstøj, brummen fra hvidevarer, musik, tv og alt andet, der kan forstyrre.
Brug kun soveværelset til søvn, og lad mad, arbejde og andet foregå i andre rum. Der bør være mørkt, da mørke stimulerer koglekirtlen i hjernen til at danne mindre melatonin – mørkehormonet, der gør os søvnige.
Mørke stimulerer dannelsen af melatonin.
Og omvendt: Lys hindrer dannelsen af melatonin.
Overvej også, om farverne i soveværelset og på sengetøjet er rolige og harmoniske - og gerne ensfarvede (eller roligt symmetrisk mønster) i mørkere, rødlige nuancer. Forskning har vist at nattelysets rødlige nuancer hjælper os til at falde til ro (hvorimod dagslysets blålige nuancer holder sindet vågent).

Fjern computere, tv, bøger, blade og alt andet, der kan forstyrre. Underbevidstheden registrerer alt og holder dig vågen, hvis indretningen signalerer andet end søvn.

Sørg for, at din seng er behagelig og tilpas lang

De fleste senge er for korte. Det optimale er, at sengen er 50-100 cm længere end din højde, så der er god plads til, at du både har en hovedpude og kan ligge på maven med udstrakte fødder. Undgå skumgummi, som hindrer kroppen i at ånde og øger risikoen for dårlig ryg, fordi der ingen affjedring er.

Vælg naturlige materialer til nattøj og sengetøj

Naturmaterialer hjælper kroppen til at ånde og komme af med varmen.

Undgå opkvikkende stimulanser

Undgå opkvikkende stimulanser især sidst på dagen. Opkvikkende stimulanser er kaffe, sort te, grøn te, hvid te, kakao, chokolade, ginseng, kondivand og cola. Stimulanser kan give problemer med at falde i søvn eller give en afbrudt, urolig eller afkortet søvn.

Lad aftenfreden sænke sig

Det tager cirka en time for kroppen at falde til ro efter dagens aktivitet. Hvis du går i gang med rengøring, motion eller arbejde lige inden sengetid, kan det give en forringet søvn eller problemer med at falde i søvn. Lad aftenfreden sænke sig naturligt. Brug dagens sidste vågne time til at falde ned og slappe af. Du kan hygge dig med familien, dyrke en hobby, pleje din hud, kigge på fotos eller lytte til harmoniserende musik.
Indfør en ny aftenvane hvor hele familien samles til aftenhygge, tænder lys, lytter til afslappende musik og hver især fortæller om, hvad der er gået godt i dag og derefter hvad hver især glæder sig til i morgen. Inviter syge/ensomme/enlige i familien til at være med på telefonen i aftenens hyggetime.

Undgå sovemedicin

Sovemedicin er stærk medicin, som kun tager symptomerne kortvarigt. Det påvirker centralnervesystemet, er vanedannende og har mange negative bivirkninger. Det ideelle er at finde årsagen til søvnproblemerne og arbejde med at behandle årsagerne.

Sådan fungerer dit nervesystem

Nervesystemet er som et omvendt træ. Nervesystemet består af lange tråde, der ligesom telefonledninger løber gennem hele kroppen. Det er et vidt forgrenet netværk, der starter i roden i hjernen, går videre gennem stammen i rygsøjlen, og forgrener sig ud i nervebanerne i arme og ben, ligesom kronen på et stort vintertræ, hvor de utallige nervespidser ender i hudoverfladen.

Lav oliemassage

Massage med varm olie på huden har en beroligende virkning på nervesystemet, for den varme olie trænger ind i nerveenderne, der ligger i underhuden. Hvis man har søvnvanskeligheder, så er det bedste tidspunkt sen eftermiddag eller aften. Start en weekend og indfør det så gradvist flere gange om ugen, gerne hver dag. Læs mere i Kapitel 3, under hudpleje, om hvordan du laver oliemassage.

Nervesystemet beskyttes af fedtskeder

Nervesystemet signalerer ved hjælp af elektriske impulser, og derfor må alle nervebaner beskyttes med isolerende fedtskeder, på samme måde som elektriske ledninger i et hus må beskyttes af isolerende plastikhylstre. Det er derfor, det er så vigtigt med de sunde fedtstoffer, for de er med til at isolere nervebanerne.

Spis olier, nødder og mandler til nerverne

Hjernen og hele resten af nervesystemet fungerer ved at signalere ved hjælp af elektriske impulser. Derfor er det nødvendigt at isolere de elektriske udladninger i nervebanerne. På samme måde som elektriske ledninger er lagt ind i et beskyttende hylster af plastik, er nervebanerne isoleret fra resten af organismen ved hjælp af fedtskeder, dvs. alle nerveceller og nervebaner er indhyllet i et fedtlag, kaldet myelinskederne. Det betyder, at hele nervesystemet har behov for de sunde fedtstoffer hver dag, specielt om morgenen, for at være klar til dagens aktiviteter.

Forskning har vist, at de sunde omega-3-fedtsyrer kan forbedre vores indlæringsevne, mentale sundhed og sociale adfærd (læs mere om de sunde fedtstoffer i Kapitel 1, under hormonelle forandringer).

✄ Begynd at meditere

Mange kvinder oplever, at meditation har en positiv virkning på nervesystemet i form af bedre søvn og personlig udvikling. Meditation er også et af dine mest effektive værktøjer i overgangsfasen, fordi du bringes ned i en hviletilstand, hvor stofskiftet falder. Det reducerer risikoen for stigninger i kropsvarme.

I dag møder du utallige meditationsformer på konferencer, aftenskoler, alternative uddannelser, højskoler, seminarer og kurser, både hjemme og i udlandet. De fleste af disse meditationsformer er gavnlige og har mange positive virkninger.

Transcendental Meditation (TM) er verdens ældste meditationsteknik og samtidig den mest veldokumenterede. Det er en enkel mental teknik til dyb hvile, som udøves siddende bekvemt i en stol med lukkede øjne 20 minutter to gange dagligt.

Hvilen under TM-meditation er dybere end den dybeste søvnhvile og giver kroppen mulighed for at regenerere. Forskning har vist, at under meditationen bliver åndedrætsfrekvensen lavere. Vejrtrækningen bliver rolig og mere stille som tegn på, at hele organismen falder til ro. Her i denne dybe hviletilstand danner du mere base og mindre syre som tegn på mindre stress. Der dannes færre stresshormoner. Hjerte-kar-system og åndedræt finder sin naturlige balance, og kort sagt hele kroppen finder ro og harmoni.

Den dybe hvile opløser stress og spændinger og normaliserer nervesystemet. Det genopretter den naturlige balance i sind, krop og forholdet til andre og fører til en positiv udvikling af ens personlighed. Mennesker, der mediterer regelmæssigt, oplever større livsglæde, mindre tendens til depression og tristhed, mindre angst og uro, og de bliver generelt bedre til at realisere deres livsdrømme.

Forskning i TM-meditation viser en forbedret hjernefunktion:
- Hele hjernens kapacitet tages i brug.
- Større synkroni mellem de to hjernehalvdele.
- Bedre blodgennemstrømning i hjernen.
- Hjernen fungerer på flere frekvensniveauer end til daglig, så ud over de normale beta-, gamma- og deltafrekvenser, ser man også alfafrekvenser over hele hjernen.
- Under meditationen dannes flere synapser, dvs. flere forbindelser mellem nervecellerne.

En bedre hjernefunktion er formentlig det, der kan forklare, at mediterende bliver bedre til at huske, koncentrere sig, tale, skrive, tænke klart og få bedre overblik.

TM er verdens ældste meditationsform
TM-meditation stammer fra den vediske tradition, der er en årtusindgammel tradition af yogier og hellige mænd i Himalayas bjerge, som har bevaret TM-meditationsteknikkerne ned gennem tiderne i den oprindelige, rene form. Der foreligger over 700 videnskabelige undersøgelser, som viser, at TM-meditation genopretter den naturlige balance i sind, krop og

omgivelser.

Der findes som nævnt mange tusind forskellige former for meditation, hvor mange efterhånden er undersøgt gennem forskning, som vipassana, tai chi, amrita-meditation, metta-meditation, body awareness, guidede meditationer, 12-minutters meditation, loving kindness meditation, biofeedback assisted meditation, concentrative meditation, mindfulness, yoga nidra, progressive muscle relaxation (PMR) og andre zenbuddhistiske meditationsformer.

Der er også lavet metaundersøgelser, som sammenligner mange forskellige former for meditation for at se, hvad der virker bedst. Undersøgelserne viser generelt, at virkningen af Transcendental Meditation er langt større, specielt er de fysiologiske virkninger markant bedre, som fald i kolesterol og blodtryk, stabilisering af blodsukker, reduktion af åreforkalkning, bedring af astma og migræne, afkobling af stressresponsen, vending af aldringsprocessen og længere levetid.

Hvad er forskellen på de forskellige meditationsformer?
Alle de forskellige former for meditation kan inddeles i tre hovedkategorier:

1. Koncentrationsteknikker: Man koncentrerer sig fx om en kuglepen, et stearinlys, bestemte steder i kroppen, et mentalt billede, en lyd, et ord eller musik. Det kan også være, man koncentrerer sig om at iagttage sit åndedræt eller sin tankestrøm. Hvis sindet vandrer væk, og der kommer andre tanker, bringer man sindet tilbage til koncentrationsobjektet. Derfor kræver denne teknik anstrengelse. Hvis vi sammenligner sindet med et hav, svarer koncentrationsformen til at træde vande på ét sted på overfladen af vandet.

2. Kontemplationsteknikker er meditationsformer, der bygger på overvejelse eller mentale associationsrækker. Langt de fleste meditationsteknikker i verden tilhører denne kategori. Kontemplation betyder, at sindet bevæger sig omkring ved hjælp af fantasirejser, visualiseringer, guidede meditationer, buddhistiske gåder (koans) eller frit på egen hånd. Disse meditationsformer kræver en vis mængde anstrengelse og kontrol. Hvis vi sammenligner sindet med et hav, svarer kontemplationsformen til at svømme rundt i overfladen af vandet. Du kan komme vidt omkring i sindet, udforske mange tankerækker og ekspandere sindet på det vandrette plan.

3. Transcenderingsteknik er den proces, hvor sindet begynder at 'gå ud over' det bevidste, overfladiske tankeplan ved at bevæge sig indad (at transcendere betyder at gå ud over.) Sindet dykker indad mod mere stille og mere forfinede tankeplaner, indtil det ankommer til det sted, hvor alle tanker stammer fra. Tankens udspringssted er et område af stilhed, ubegrænset kreativitet, energi og intelligens.

Transcendering er målet for mange meditationsformer, og der kan være andre teknikker, hvor transcendering kan forekomme, men med TM-meditation finder det sted systematisk, pålideligt og dokumenterbart på en let og uanstrengt måde.

Hvis vi sammenligner sindet med et hav, svarer transcendering til at dykke indad i havet. Det foregår helt af sig selv, så man automatisk kommer ned til havbunden, og det fører til ekspansion af det bevidste sind i det lodrette plan. Alle kan lære TM-meditation, for der er ingen form for kontrol, koncentration eller anstrengelse.

∞   Bliv en ny kvinde

En ny chance, livet giver dig

Hvis din identitet og dit værd, din værdi som menneske, indtil nu har været forbundet med at være en attraktiv reproduktionspartner, så glæd dig. Din identitet og selvopfattelse kan nu gradvis blive forbundet med mere universelle kvaliteter som fx intelligens, medfølelse, barmhjertighed, viden, erfaring, humor og praktiske færdigheder, samtidig med at du kan bevare din ungdommelighed, din vitalitet og din udstråling.

Nu er tiden kommet, hvor du får mulighed for at styrke dit selvbillede. Det hjælper dig op og videre ind i din næste livsfase. Her er nogle ideer, der kan hjælpe dig på vej.

Lav en drømmebog

Køb en fin notesbog, som skal blive din drømmebog. På første side skriver du dit navn. På side 2 tegner du et billede af dig selv, som du gerne vil se ud. På side 3 tegner du et billede af dig selv i færd med det, du gerne vil beskæftige dig med og din livssituation i øvrigt, alt det, du ønsker dig, alt det, du rigtig godt kunne tænke dig. Her er det vigtigt, at du ikke tænker på, hvad der er realistisk lige nu, men at du virkelig illustrerer dit drømmeliv, både hvad angår job, parforhold, familieforhold, venner, bolig, økonomi. På side 4 tegner du det samme, blot hvordan du ønsker, det ser ud om 5 år. På side 5 tegner du det samme scenarie, som du drømmer om, at det ser ud om 10 år. På side 6 tegner du det samme, som det ser ud om 25 år. På side 7 det samme, som det ser ud om 50 år. Og om 50 år køber du en ny bog og gentager øvelsen.

På side 8 skal du skrive en liste over alle de ting, du godt kunne tænke dig at prøve i dit liv, men som du indtil nu ikke har nået. Er det en rejse til Nordkap, vil du til Himalaya og vandre i bjergene, vil du opleve New York, vil du lære at tale flydende italiensk, vil du udfolde dig som kunstner, vil du købe et hus til en familie i Afrika? Denne liste kommer du formentlig til at arbejde med i et par måneder, før den er færdig.

Side 9: Vælg den ene ting fra den lange liste, som du ønsker dig allermest. Side 10: Her går du i gang med at lave en handlingsplan. Hvis dit største ønske er at hjælpe en familie i Afrika, så kontakt organisationer, som arbejder med det, og find ud af, hvordan det kan lade sig gøre.

Gør det, du brænder for

Find frem til, hvad du virkelig interesserer dig for, og få dit liv sporet i den retning, så tilværelsen føles rig og fyldig. Er der nogen af dine interesser, du har lagt på hylden, mens du har haft travlt med karriere, mand, børn og familieliv? Så er det nu, de skal findes frem igen. Var du god til håndarbejde? Kunne du godt lide formningstimerne? Var du optaget af fremmedsprog, tennis, dans, arkæologi, de egyptiske pyramider? Find tilbage til det, du engang virkelig nød at beskæftige dig med, og få det frem igen.

Begynd at lære noget nyt, som du længe har drømt om. Nu kan du gå i gang med den uddannelse eller det kursus, du længe har ønsket dig. Måske er det nu, du sadler om og tager en helt ny uddannelse som kosmetolog, kunstner eller coach. Eller måske er det nu, du giver dig selv lov til at læse alle de bøger, der har hobet sig op igennem årene. Det kan også være, du længe har drømt om at dykke dybere ned i spirituelle emner som filosofi, meditation eller åndsvidenskab.

Få inspiration fra andre kvinder

Læs om kvinder, som har andre menneskelige, filosofiske, religiøse, spirituelle og skabende evner og interesser. Læs om kvinder med visioner. Dyk fx ned i Mother Teresas liv og lad dig inspirere af, hvad hun tænkte og udrettede. Dette handler *ikke* om supermodeller, filmstjerner eller andre kvinder med fokus på udseende, penge, berømmelse eller andre overfladiske værdier. Læs fx om Astrid Lindgren, Tove Ditlevsen, Jeanne d'Arc, Florence Nightingale, Madame Curie, Georgia O'Keeffe eller Else Marie Pade. Find dig nogle idealer inden for det humanitære, der repræsenterer de virkelige, ægte menneskelige værdier og kvaliteter. Vær selv et eksempel for andre på et humanitært orienteret menneske. I det øjeblik du begynder at fokusere på de indre og mere inspirerende værdier i livet, kan du selv blive en inspiration for andre.

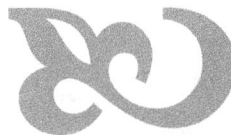

Sia Fjällvang

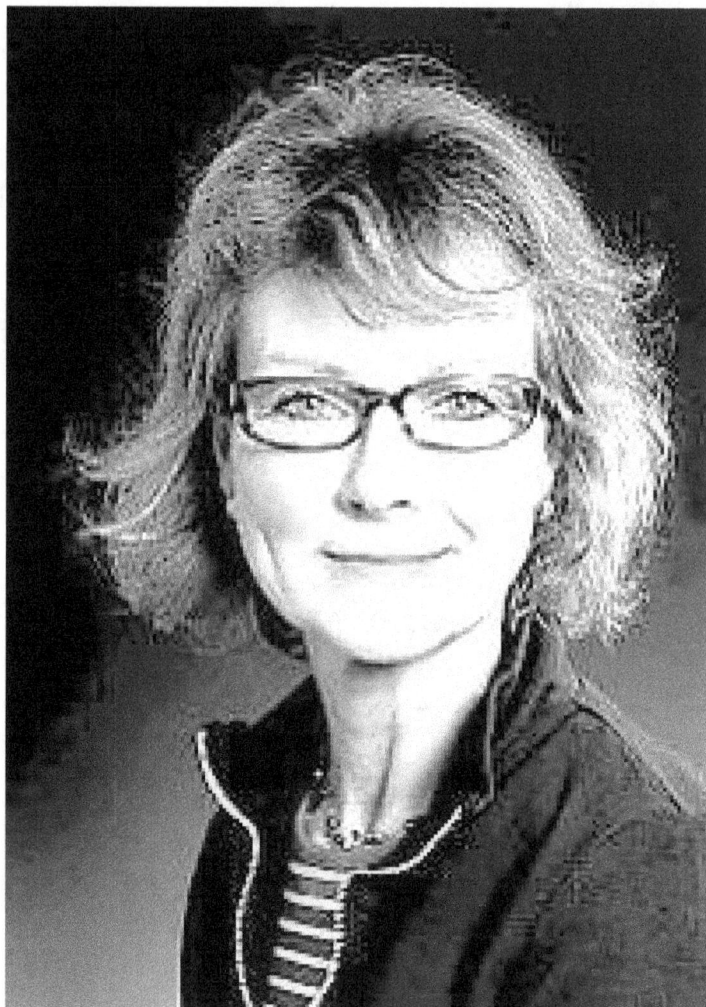

∞ Sia Fjällvang havde hovedpine pga. pres

Sia kom, fordi hun havde problemer med migræne og hovedpine en-to gange hver måned. Sådan havde det været i nogle år. Hun tog en del smertestillende medicin og migrænemedicin.

Pulslæsningen viste, at årsagen dels var bestemte arbejdsstillinger, dels at hun mentalt og følelsesmæssigt var under pres, hvilket øger syredannelsen i kroppen. Syredannelse kan føre til hovedpine og migræne.

Hun blev anbefalet lydterapi (at lytte til en cd med nogle bestemte Ayurvediske lyde, reciteret på sanskrit) 5 minutter efter hendes TM-meditation om eftermiddagen. Samtidig skulle hun anvende nogle bestemte aromaterapeutiske olier. Hun fik også en kostplan, der skulle dæmpe syredannelse i kroppen. Hun skulle fx undgå hvidt sukker, sort kaffe og stærke krydderier, og samtidig skulle hun drikke varm mælk med milde krydderier, som er en drik, der virker basedannende.

Migrænen og hovedpinen blev gradvis bedre, primært pga. lydterapi, aromaterapi og kostændringer.

Sia Fjällvang, født 1955, single og mor til seks børn, bedstemor til fire, tandlæge:

Jeg kunne mærke, at rådene gjorde godt

"Jeg var single og drev min egen tandlægepraksis. Men jeg havde fået slidgigt i hænderne og kunne derfor ikke arbejde fuldtid længere. Jeg skulle afklare, hvad der skulle ske med min praksis, og samtidig havde jeg en del andre bekymringer i mit liv, der tyngede mig. Min datter fik mig til at meditere, og det var derigennem, jeg stødte på ayurveda. Jeg kunne mærke, at rådene gjorde godt, hovedpinen og migrænen aftog gradvis. At jeg efterfølgende fik solgt min praksis og i stedet begyndte at undervise, fjernede også meget af presset. I perioden med de svære bekymringer havde jeg hjertebanken og forhøjet blodtryk. Samtidig var det på det tidspunkt, mine menstruationer ophørte, så mange af generne har formentlig været et overgangsfænomen."

5. BLIVER DU LETTERE FORPUSTET?
SÅDAN FÅR DU EN BEDRE VEJRTRÆKNING

Bliver du forpustet på vej op ad trappen, eller når du har for meget om ørerne? Kan du ikke længere trække vejret så dybt eller roligt som før? Er du mere tør i munden og på tungen end tidligere? Du synes måske, det er nogle mærkelige spørgsmål. Men når de hormonelle forandringer begynder, påvirker de også **luftvejssystemet**, og det kan give en mere overfladisk eller mere anstrengt vejrtrækning, som yderligere kan forværres af stress.

✎ **Lynguide: Stakåndethed, hørbart åndedræt, tørhed i munden, halsen og næsen, overfladisk vejrtrækning, nedsat livskraft** ✎

- Smør lidt mentolsalve under hvert næsebor, når du føler dig stoppet i næsen.
- Lav klassiske åndedrætsøvelser dagligt i 1-3 minutter.
- Sid i damptelt et par minutter en gang om ugen eller efter behov med eucalyptusolie eller kamfer.

Har du overfladisk vejrtrækning?
De hormonelle forandringer kan føre til mere anspændthed, og det kan for nogle kvinder bevirke, at vejrtrækningen bliver mere overfladisk, og at man lettere bliver forpustet. Det kan yderligere forværres af stress. Desuden kan de hormonelle forandringer føre til, at slimhinderne overalt i kroppen bliver mere tørre. Slimhinderne er en form for indvendigt tapet i næse, hals, lunger, mave og tarme.
Nogle kvinder i overgangsfasen generes derfor af tendens til tør mund, tunge, næsebor og hals. Hvis du generes af stakåndethed eller problemer med tørhed i munden, er det vigtigt at gå til lægen (da stakåndethed også kan skyldes andre ubalancer).

❖   Test dig selv: Er dit åndedræt i balance?
Find din åndedrætsfrekvens: Tæl, hvor mange gange du trækker vejret i løbet af et minut. Jo lavere tallet er, jo mere er du i balance, og jo mere energi kan du få ind i din krop.
Under anstrengelse og bevægelse kan åndedrætsfrekvensen være op til 45 i minuttet. Når du er i hvile og ro, ligger frekvensen typisk på 12-14 åndedræt i minuttet. Hvis du er stresset eller i dårlig form, vil åndedrætsfrekvensen være højere. Hvis du er i god form og fin balance, vil åndedrætsfrekvensen være lavere.

❖   Test dig selv: Har du tørre luftveje?
- Vågner du om morgenen helt tør i mund og hals?
- Føles din tunge tør som sandpapir om morgenen, eller når du dyrker motion?
- Skal du fugte læberne med tungen, når du taler?
- Har du brug for meget vand, hvis du skal holde en tale eller en præsentation?
Det kan skyldes hormonelle forandringer, som har en tendens til at gøre slimhinderne mere tørre.

Få de sunde fedtstoffer
Sørg for at få de sunde fedtstoffer hver dag. De hjælper mod udtørring af slimhinder i næse, mund og lunger. Se listen over sunde fedtstoffer i Kapitel 1.

Smør næsen med mentolsalve
Du kan fugte slimhinderne i næsen og skaffe bedre luftpassage ved at bruge mentolsalve, der indeholder rene olier fra kamfer, eukalyptus, fyrretræ og mentol. Smør lidt under hvert næsebor eller over næseryggen, når luftvejene føles lidt tilstoppede, eller når du oplever tørhed i næse og svælg. Så kan du lettere trække vejret dybere.
Mentolsalve er et mildt, men virksomt middel, som også lindrer ved andre af overgangsfasens gener, fx let hovedpine (smøres på tindinger, pande og nakke). Det kan også anvendes til at forebygge blærebetændelse (læs mere i Kapitel 9, under blærebetændelse).

🐛 Sådan får du en bedre vejrtrækning
Præcist på samme måde som du kan træne dine muskler i kroppen, kan du også forbedre dit åndedræt og dermed din evne til at indånde og optage frisk, livgivende ilt. Se her, hvordan du trimmer vejrtrækningen.

Træk vejret dybt
Det er sundt at trække vejret dybt ind og ned og fylde lunger og mave med luft. Åndedrætsøvelser skaber balance mellem indånding og udånding. Det giver balance i sind og krop og virker beroligende.

Lav vekseländedræt
Øvelsen her udføres i 1-3 minutter.
Sid behageligt med rank ryg på en stol eller på gulvet i skrædderstilling (gerne i lotusstilling, men kun hvis du kan uden ubehag, smerte eller spænding).
Lad venstre hånd hvile i skødet eller på knæet.
Hold hovedet højt oppe, og undgå at falde sammen i ryggen.
Øvelsen går ud på at lukke et næsebor ad gangen, så man skiftevis trækker vejret gennem højre og venstre næsebor: ud – ind – skifte – ud – ind – skifte ...
Du skal bruge tommelfingeren til at lukke for højre næsebor, og langfinger og ringfinger til at lukke for venstre næsebor.
Vent til næste gang du naturligt skal ånde ind.
Når du har åndet ind, sæt så fingrene på plads.
Luk for højre næsebor med tommelfingeren.
Vent til næste udånding kommer naturligt.
Ånd ud og ved næste indånding, ånd ind igennem samme næsebor, dvs ind gennem venstre.
Skift og luk venstre næsebor, vent til næste indånding kommer naturligt, ånd ud og ind gennem højre næsebor, og fortsæt sådan i 1-3 minutter.
Træk vejret almindeligt gennem hele øvelsen.
Når du udfører øvelsen korrekt, kan man ikke høre, at du trækker vejret. Efter lidt tid vil åndedrættet af sig selv spontant blive dybere, roligere og stille.

Yoga og meditation

Evnen til at trække vejret dybere og dermed ilte alle celler kan du desuden forbedre ved at dyrke yoga. Du kan også få roligere vejrtrækning gennem meditation. Under udøvelsen af meditation bliver åndedrætsfrekvensen lavere. Vejrtrækningen bliver rolig og mere stille som tegn på, at hele organismen falder til ro. Læs mere om meditation i Kapitel 4, der handler om nervesystemet.

Generelt er det bedst at trække vejret gennem næsen og ikke gennem munden, både i hvile og under motion. Det forebygger tørre slimhinder og overanstrengelse.

Er du stoppet i næsen, kan du lave damptelt først.

Nyd en tur i damptelt

Det er følge ayurvedisk teori velgørende for hele luftvejssystemet og alle åndedrætsorganerne at sidde i damptelt:

Kog en kande vand, sæt en gryde på et bord, hæld vandet op i gryden og sæt dig godt til rette med hovedet ind over dampen under et stort tæppe eller badehåndklæde, så du får skabt et stort og behagelig varmt damptelt. Kom nu et par dråber æterisk olie i vandet, som eukalyptusolie, pebermynteolie, fyrretræsolie, kamfer eller en blanding af disse olier (se produktguiden bag i bogen), og ånd langsomt og roligt ind gennem næsen og ud gennem munden. Det forebygger luftvejsinfektioner og tørre slimhinder samt styrker åndedrættet og iltoptagelsen.

Træn vejrtrækningen på gåturen

Gå tur i langsomt tempo, ret dig fuldt op med rank ryg, træk vejret dybt ind og hold det under 1-2 skridt. Ånd så ud normalt og ind normalt. Tag atter en dyb indånding og hold vejret under 1-2 skridt. Gentag sådan i 5 minutter.

Du får endnu større effekt af øvelserne, hvis du befinder dig i områder, hvor luften er frisk, som på mark og eng, ved vandet eller i skoven.

Sørg for at få frisk luft

I det hele taget er det vigtigt, at du husker at få frisk luft. Har du friske røde kinder, eller ser du lidt grå og bleg ud? Blegheden kan skyldes, at huden ikke får ilt nok, enten fordi blodgennemstrømningen er nedsat, eller fordi du mangler frisk luft, som er fyldt med ilt. Gå en tur i det fri, luft ud eller gør rent for åbne vinduer. Så får du både motion og frisk luft på samme tid, og du øger blodgennemstrømningen og iltoptagelsen. Husk:

- At lufte ud tre gange om dagen i 10 minutter ad gangen.
- At sove i et rum, hvor der er udluftet, og hvor der kommer frisk luft ind i løbet af natten (men sørg for at der stadig er behagelig varmt).
- At komme ud hver dag.
- At have et indeklima, som ikke er for tørt, specielt om vinteren. Du kan med fordel anskaffe dig en luftfugter.
- At have mange grønne planter, der absorberer din CO_2 og giver dig ilt indendørs.

Åndedræt og sang

Vejrtrækning og åndedræt er særlig vigtigt for kvinder, der taler eller synger. Professionelle sangere træner intensivt med vejrtrækning og åndedræt – det er den vigtigste del af deres forberedelse. Cæcilie Norby laver vejrtrækningsøvelser og stemmeøvelser tre gange om ugen.

Cæcilie Norby

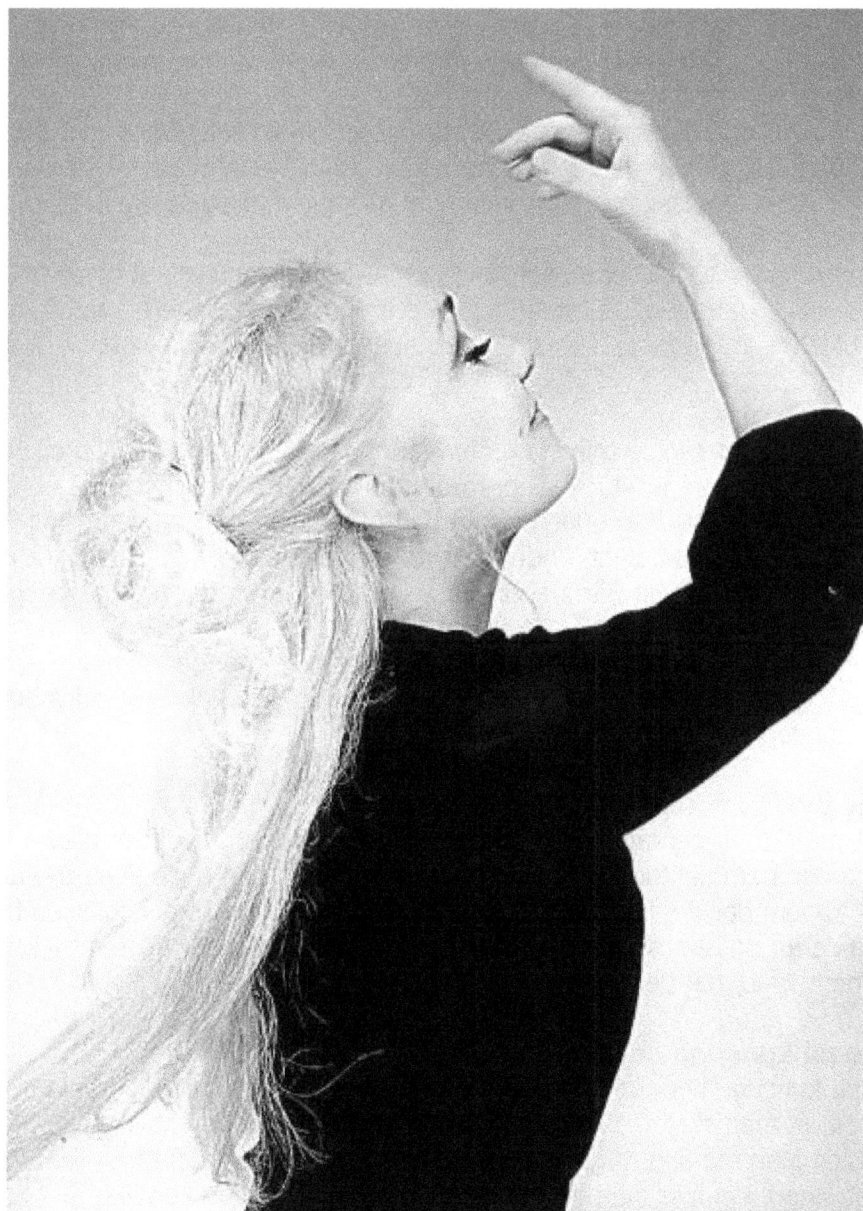

ঞ   Cæcilie Norby holder sin indre blæsebælg i form

Født 1965, gift og mor til en datter, jazz- og rocksanger:

"Jeg har det rigtig godt med min alder. At blive over 40 er fantastisk! Jeg har fået meget mere ro på. Jeg er mindre stresset. Og det mest markante: Jeg mærker virkelig, at jeg er dame i eget hus. Der er ikke længere denne jagt efter, hvem man er, hvor man skal hen, hvad man vil have. Man ved det! Det giver ro.

Det er fantastisk at slippe den der konstante analyseren af sig selv. Det har taget mig så lang tid at lære at slippe mindreværdet, at sige fra og bruge min energi på det, der er rigtigt for mig. Jeg søger stadig konstant nye veje personligt såvel som arbejdsmæssigt, men det er med positivt fortegn nu.

I dag er jeg mere klar over fælderne, som hvilke mennesker jeg skal gå til på en bestemt måde. Der er også noget andet, der kommer med årene: Man tør være kompromisløs på den måde, at man tør stå inde for sig selv, sine tanker, sine følelser og det, man tror på."

Den indre blæsebælg
"Jeg kan ikke mærke alderen på min stemme. Men jeg er bevidst om, at jeg er nødt til at holde mine lunger og mavemuskler i gang, fordi man bruger mavemusklerne og åndedrættet utrolig meget, når man synger. Kroppen er mit instrument, og derfor træner jeg tre gange om ugen for at holde mellemgulvet, åndedrættet og det hele i form. Jeg ved fra min mor, som er tidligere operasanger, at når man bliver ældre, begynder det at tage længere tid at varme stemmen op.

Stemmeøvelserne er en form for åndedrætsøvelser. Det hele hænger sammen – åndedræt og mavemuskler – og når man laver stemmeopvarmning, er det jo hele ens indre blæsebælg, man holder ved lige."

Man må tage overgangsalderen, som den kommer
"Jeg kan godt mærke, at der langsomt sker noget med kroppen. Synet er blevet lidt dårligere de sidste par år, en gammel fodskade rører på sig, og nu må jeg også til at erkende, at hvis jeg har været i byen, går der to dage, før jeg er rigtig frisk igen. Jeg er måske i begyndelsen af overgangsalderen og har mærket tendensen til svedeture. Det er bestemt ikke noget, jeg frygter. Det kommer jo, når det kommer.

Jeg tror ikke på kunstige hormoner
Jeg tror ikke på kunstige hormoner. Jeg har stor respekt for den naturlige balance, og jeg tror slet ikke på, at man skal gå ind og forskyde noget der. Jeg forestiller mig, at det er lidt som med fødsler. Man må bare tage det, som det kommer. Hvis man får svedeture, så må man skifte det lagen. Og hvis man bliver sur, så må man tage den konflikt."

Jeg misunder ikke de 25-årige!
"Jeg er glad for, at jeg ikke er 25 år og skal kæmpe med den aldersgruppes bekymringer om selvrespekt, udseende, pensum, økonomi og den slags. Til gengæld ser jeg frem til at blive ældre. Kvinder over 60 lader til at være bevidste om, at de vil fylde deres tid ud med berigende aktiviteter som smuk kunst og kultur. Det lyser ud af dem, at de er bevidste om, at

'jo mindre tid du har, jo bedre ved du, hvad du skal bruge den til'. Jeg tror, mange ældre kvinder er gode til at fylde deres liv med kvalitet.

Jeg beundrer min mor
Jeg kan da godt glæde mig til den livsfase! Især når jeg ser på min egen mor. Hun er et præmieeksempel på, hvordan man kan fylde sit liv med kvalitet. Hun mistede sin mand, min far, for fire år siden, og hun arbejder ikke mere. Nu har hun fået enormt meget fritid og er eksploderet i bogklubber og tango og fitness, og jeg ved ikke hvad. Hun har opfundet sit eget job, købt et keyboard, og så tager hun rundt i børnehaver og spiller og synger. Hun har fået nye veninder, hun tager på højskole, hun rejser, og hun ser bedre ud, end hun længe har gjort. Det er *så* livsbekræftende! På det punkt er hun en rollemodel for mig. Jeg har en datter, som skal igennem en pubertetsperiode, så jeg har stadig nogle opgaver, udfordringer og forpligtelser. Men når jeg ser på min mor, glæder jeg mig til den livsfase, hvor man er hundrede procent dame i eget hus."

Smukke smilerynker i et kvindeansigt
"Jeg synes, der er så mange fordele ved at være 46. Jeg synes jeg kan gå i tøj, jeg ikke kunne bære som 25-årig, fx en kæmpe pels eller meget speciel kjole, der kræver en vis personlighed. Man kan også flirte med alle mændene uden at rødme. Man har fået meget mere selvironi og er forhåbentlig mindre selvhøjtidelig. Det er i den grad befriende! Og så nyder jeg at se mine veninder blive ældre. Jeg synes, det er smukt, når man kan se, en kvinde har levet. Der ligger så meget levet liv i de smilerynker. Jeg bliver varm indeni, når jeg betragter det."

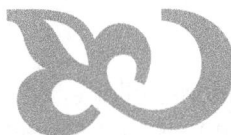

6. HJERTESYGDOM ER EN STOR SUNDHEDSRISIKO FOR KVINDER 40+
SÅDAN PASSER DU PÅ DIT HJERTE

Indtil nu har du og dit **hjerte-kar-system** til en vis grad været beskyttet af østrogen. Med de hormonelle forandringer daler østrogenproduktionen, og det betyder, at din risiko for de gængse hjerte-kar-sygdomme kan stige. Læs her, hvordan du forebygger hjerte-kar-sygdomme.

ᔍ Lynguide: Trykken for brystet, brystsmerter, uregelmæssig hjerterytme, forhøjet blodtryk, forhøjet kolesterol ᔍ

- Spis røde ris mod forhøjet kolesterol.
- Lær at håndtere stress, så du fjerner al unødig pres fra din tilværelse. Du kan indføre en fast ugentlig fridag, hvor du slapper helt af.
- Undgå natarbejde og aktiviteter om natten. Det belaster hjertet og øger risikoen for blodpropper.
- Hvil dig hver eftermiddag i 10-20 minutter. Lig ned i stilhed eller lyt til klassisk musik (eller mediter) 2 x 20 minutter dagligt, mens du sidder bekvemt med lukkede øjne.

Kvindens risiko for hjerte-kar-sygdomme stiger med overgangsfasen
Det er en udbredt misforståelse, at blodpropper og forhøjet blodtryk er noget, der hører alderdommen til, og at det som regel kun er mænd, der får det. Hjerte-kar-sygdomme er en af de største sundhedsrisici for kvinder i overgangsfasen.

De hormonelle forandringer med mindre østrogen betyder, at kvindens risiko for hjerte-kar-sygdomme stiger. Naturligt østrogen har en beskyttende virkning mod tendensen til at udvikle åreforkalkning, og det er forklaringen på, at kvinder generelt får hjerte-kar-sygdomme 6-10 år senere end mænd.

Kvinder, som er blevet fri for menstruationer eller er på vej til at blive det, kan opleve uregelmæssig hjerterytme, hjertebanken eller en stigning i det dårlige kolesterol, LDL, og et fald i det gode, HDL. Det medfører en øget risiko for hjerte-kar-sygdomme som blodpropper eller forhøjet blodtryk.
Hvis du lider af hjerte-kar-sygdom, fortsæt behandlingen hos din egen læge og brug vejledningen her som supplement.

ᔍ Sådan forebygger du hjerte-kar-sygdomme
Ubalancer i hjerte-kar-systemet kan skyldes en række forhold. Det gælder natarbejde, arvelige belastninger, kronisk træthedssyndrom, stress, og overanstrengelse samt mangel på søvn gennem længere tid. Læs her hvad du selv kan gøre for at forebygge hjerte-kar-sygdomme, og hvordan du kan supplere den gængse behandling med naturlige metoder.

Undgå træthed, overbelastning og stress
Det allervigtigste i forebyggelsen af hjerte-kar-sygdomme er at undgå træthed, overbelastning og stress.
Her er de bedste råd til, hvordan du håndterer stress:

Forær dig selv en fridag mindst en gang om ugen. En hel dag hvor du gør ingenting - fuldstændig offline – fri fra arbejde, computer, mobil, møder, gæster, planlægning, pligter. Prioriter at sove og hvile, samt gøre det du spontant har lyst til. Gå en tur i skoven, tag i svømmehallen, gå i haven, hvil om eftermiddagen, gå til koncert, leg med børnene, nyd din partners selskab, gå i teatret, eller se en sjov film. Men pas på, det ikke fører til, at du skal nå en masse på din fridag.

Lyt til kroppens signaler. Kroppen fortæller hele tiden, hvad du har brug for. Gå i seng, når du føler dig søvnig og træt, drik, når du føler tørst, spis kun, når du er sulten.

Undgå at anstrenge dig i livet. Du skal selvfølgelig gøre dig umage for at være sund og skabe succes, men hvis du anstrenger dig og lægger pres på dig selv, kan det give ubalancer og for højt blodtryk.

Skab tid og rum til dig selv, så du hver dag også har nogle stunder, hvor du har ro og fred og ikke bliver forstyrret.

Planlæg din tid. Skriv hver morgen en liste over, hvad du gerne vil nå i løbet af dagen. Sæt kryds ved det vigtigste og gør det færdigt, inden du begynder på de andre punkter. At gøre én ting ad gangen i prioriteret rækkefølge giver bedre koncentration, du får gjort tingene hurtigere, og du har mere ro i sindet undervejs. Hvis du har store arbejdsbyrder og tidspres, så del de store projekter op i mange små dele og tag det skridt for skridt.

Pas på tidsrøvere, som er de mennesker, der bruger løs af din tid med snak om ting, der ikke har nogen betydning eller noget formål for dig eller din relation til vedkommende. Det betyder ikke, at du skal være uhøflig. Men planlæg din dag, så du undgår eller begrænser tidsrøvere. Når du beskytter din tid, beskytter du dig selv mod stress.

Gør én ting ad gangen og vær til stede i nuet. Det styrker hukommelsen, overblikket og evnen til at fokusere. Hvis du derimod deler sindet ved at gøre to ting samtidig – tale i mobiltelefon, mens du køber ind, tjekke mail og Facebook, mens du arbejder ved computeren, tjekke sms'er mens du taler med andre osv. – påvirker det hjernen negativt. Multi-tasking er ikke sundt. Gå over til mono-tasking i stedet.

Få de små ting ordnet. Tag dig tid til i din travle hverdag også at bestille tid hos tandlægen og aflevere biblioteksbøgerne og de tomme flasker. Hver gang du har ordnet en lille ting, slipper sindet for at bære rundt på den.

Sig tak. Følelsen af taknemmelighed danner neuropeptider, neurotransmittere og andre positive signalstoffer, der påvirker hele organismen positivt og sænker stress.

Sæt grænser og lær at sige fra. Hvis der er ting, du ikke kan overkomme, selv om du gerne vil, er det vigtigt at være realistisk og melde fra over for omgivelserne. Undgå så vidt muligt aktiviteter, som ikke bringer dig glæde, styrke eller udvikling.

Udtryk tanker og følelser enten over for et menneske, du stoler på og holder af, eller skriv dagbog, hvor du kan få afløb.

Gør dig selv glad hver dag. Lyt til musik, du kan lide, kom ud i naturen, bag boller, gå i haven osv. Glæde danner positive signalstoffer, der styrker immunforsvaret og reducerer stresshormoner. Latter har en særlig helbredende kraft. Se en sjov film, læs en sjov bog, eller vær sammen med mennesker, der får dig til at grine.

Undgå natarbejde og anstrengelse

Ifølge ayurvedisk teori er det belastende for helbredet at arbejde om natten eller på anden måde være aktiv natten igennem, især for hjertet, som jo pumper uafbrudt mange gange i minuttet livet igennem og derfor har brug for uafbrudt og dyb søvn om natten, hvor det kan slappe af og regenerere. Hvis hjertet ikke får hvile om natten, men bliver belastet yderligere gennem aktivitet eller arbejde, kan det føre til ubalancer og øge risikoen for hjerte-kar-sygdomme.

Undgå anstrengelse. Du må gerne gøre dig umage, men undgå anstrengelse. Enhver form for overarbejde og overanstrengelse belaster organismen som helhed, men først og fremmest hjerte-kar-systemet.

Få moderat motion. Forskning har vist, at regelmæssig motion i passende mængder reducerer kroppens produktion af stresshormoner. Samtidigt har motion en styrkende virkning på hjerte-kar-systemet.

Du kan risikere at få forhøjet kolesterol

I overgangsfasen undergår kroppen som nævnt en række hormonelle forandringer. Niveauerne for alle de forskellige hormoner stiger og falder, og alle disse forandringer betyder, at nogle kvinder får en øget risiko for forhøjet kolesterol.

❖   Test dig selv: Har du forhøjet kolesterol?

Man kan som regel ikke selv mærke, om man har forhøjet kolesterol, men der kan dog være visse symptomer på forhøjet kolesterol. Hvis det er for højt, vil det hos nogle vise sig som aflejringer på øjenlågene, dvs. små, gullighvide eller hudfarvede knopper på øjenlåget, også kaldet kolesterol-knuder. Det kan også være, huden over øjenlåget bliver tyndere, hvidlig og perlemorsfarvet med en tendens til at falde ned over øjenlåget. Vær opmærksom på, at man godt kan have forhøjet kolesterol, selv om man ikke har disse symptomer.

Det er altid en god idé at få målt sit kolesteroltal. Det kan du få gjort hos lægen, i Hjerteforeningens rådgivningscentre eller på mange apoteker. Se på apotekets hjemmeside, hvilke apoteker der tilbyder kolesterolmåling og -rådgivning. Det er især en god idé at få målt kolesteroltallet i forbindelse med, at hormonerne ændrer sig. Hvis det viser sig at være forhøjet, er det en god idé, at du anskaffer dig et hjemmeapparat via apoteket, så du kan måle dit eget kolesterol ved hjælp af et prik i fingeren. Disse apparater er noget usikre i deres målinger, men de har den fordel, at du kan sammenligne tallene over tid, fordi det er det samme apparat, du bruger. Hvis dit kolesteroltal er for højt, bør du gå til lægen.

&) Bevar et lavt kolesteroltal

Der er mange ting i din livsstil og dine kostvaner, du kan ændre og ad den vej holde dit kolesteroltal lavt. De vigtigste faktorer er regelmæssig motion og håndtering af stress i dagligdagen med meditation. Forskning har vist, at forhøjet kolesterol kan blive normaliseret i løbet af 6-12 måneder med regelmæssig TM-meditation alene, dvs. uden at man behøver at ændre kost eller motion. Hvis meditationsterapi ikke tiltaler dig, kan du også gøre noget ved dit kolesteroltal gennem kosten. Du behøver ikke gennemføre samtlige råd her. Du kan nøjes med at vælge de råd, der giver mest mening og er mest overkommelige at gennemføre.

Spis dig til et lavere kolesteroltal

Fibre
Spis fiberholdigt. Forskning har vist, at det specielt handler om at indtage fiberholdige fødevarer hvis man har brug for at sænke kolesteroltallet. Fibre øger tarmpassagen, så transittiden for fødevarerne gennem mavetarmkanalen bliver kortere og det betyder, at man kan ikke kan nå at optage så meget kolesterol fra maden. Nogle undersøgelser har vist, at hvis man øger tarmpassagen, optager man ca. 30 procent mindre kolesterol.
Fødevarer med de sunde fibre er: Bønner, ærter, linser, grønt, frugt, kerner, frø, krydderier, krydderurter, fuldkornsprodukter, klid og kim fra alle kornsorter. Specielt havregryn og byg er effektivt.
Flere undersøgelser har vist, at hvis man spiser havregryn til morgenmad og i brød i løbet af dagen, falder kolesteroltallet med 8-10 procent i løbet af et par uger.
Især kan den fibertype, der hedder pektin, reducere mængden af kolesterol i blodet ved at nedsætte optagelsen af kolesterolholdige fødevarer. Desuden mener visse forskere at pektin kan være med til at omdanne kolesterol til en form, som ikke er helt så let at optage. Pektin findes i friske frugter og grøntsager - specielt æbler.

Hvidløg
Frisk hvidløg er godkendt af Lægemiddelstyrelsen som naturlægemiddel til forebyggelse og behandling af lettere forhøjet indhold af kolesterol og fedt i blodet. Friskpresset eller friskrevet hvidløg har størst virkning. Lægemiddelstyrelsen har ikke udstukket retningslinjer for, hvor meget man bør spise, og det afhænger bl.a. også af, hvor meget forhøjet kolesteroltallet er, men for de fleste vil det være fornuftigt med 1-3 fed om dagen, i salatdressingen, hver dag i tre måneder og herpå 2-3 gange om ugen.

Røde ris
Røde ris er særligt effektive til at sænke kolesteroltallet. Faktisk er det et aktivt stof, der findes i de røde ris (monakolin K, eller også kaldet lovostatin), som man fremstiller syntetisk og kommer i kolesterolsænkende medicin. Røde ris er kendt i Fjernøsten og har været spist og brugt i årtusinder. Og så smager de oven i købet dejligt!
Røde ris er fra starten af hvide – dvs det er almindelige hvide ris, på hvilke der har groet en gærsvamp, Monascus purpureus. Det er et bestemt stof, der er udskilt fra gærsvampen, som

har farvet risene røde. Når man køber de røde ris, er svampen for længst væk, men svampen har nået at efterlade visse stoffer (forskellige typer af statiner, herunder lovostatin), som den har udskilt mens den var på risene. Disse statiner hæmmer visse enzymer og kan på den måde sænke kolesterolindholdet i blodet.
Tilberedning og mængde: Man kan købe røde ris 'naturel' og koge dem og spise dem ligesom hvide ris, enten for sig selv eller i sammenkogte, bagte eller stegte retter. Man kan også få røde ris i tabletform. Det er naturligvis bedst at spise røde ris i deres naturlige form, men tabletform kan være mest praktisk på rejser eller i sommerhuset. Der er ikke enighed om hvor mange røde ris man skal spise hver dag, men i undersøgelserne har deltagerne spist ca. 2 gram røde ris (i tørvægt) per dag. I Fjernøsten spiser man traditionelt set 15-50 g om dagen. Risene skal koge ca. 30 min. Og hvis man sætter dem i blød aftenen før, koger de hurtigere, på ca. 15 min.

Bukkehornsfrø
Bukkehornsfrø har ifølge forskningen også en positiv virkning mod forhøjet kolesterol og giver et mere stabilt blodsukker. Det kan bruges som krydderi (i form af fx karry, som indeholder bukkehornsfrø), det kan svitses, kommes i suppe eller tilberedes som te.
Urtete af bukkehornsfrø: Kog de kværnede/knuste frø i 20 minutter Eller læg 1 tsk. hele eller knuste/malede/kværnede bukkehornsfrø i blød i 1 liter vand i en time om aftenen. Lad det trække natten over på køkkenbordet. Giv det et opkog om morgenen. Si det, hæld det på termokande og nyd teen.
Bukkehornsfrø i madlavningen:
Kom hele bukkehornsfrø i sammenkogte retter, supper, stuvninger, brød, grød eller retter bagt i ovnen. De hele frø smager lidt i retning af nødder, men mere bittert. De skal koge i 20 minutter for at blive møre. Man kan også sætte dem i blød i vand et par timer, og så er de klar til brug. Eller riste dem i kokosolie eller klaret smør i 10-15 minutter.
Hvis du vælger at bruge kværnede/knuste bukkehornsfrø i madretter, virker de som en form for jævning, idet de bliver klistrede og gør madretten tykkere.
Hvis du har for højt kolesterol, er det en god idé at spise bukkehornsfrø hver dag i en periode på tre måneder og derefter 2-3 par gange om ugen.

Undgå så vidt muligt at spise fedt og kager om aftenen, da fordøjelsen som tidligere nævnt ikke kan nå at omsætte og fordøje det inden søvnen. I stedet for at blive omdannet til energi, kan det blive til dårligt kolesterol.

Spis de sunde fedtstoffer i form af hørfrøolie, kæmpenatlysolie, olie fra sort kommen, kokosolie, nødder, mandler, kerner, frø, avocado og oliven. Læs mere om de sunde og usunde fedtstoffer i Kapitel 1, der handler om hormonelle forandringer.

Undgå de usunde fedtstoffer:
- **Industriprocesser**: De sundhedsskadelige fedtstoffer er ødelagt industrielt gennem raffinering, kemisk ekstrahering, kunstig afblegning og deodorisering (opvarmning til temperaturer over 200 grader, sminkning og berøvelse af smag og lugt). Disse fedtstoffer, herunder margarine i alle afskygninger, har en skadelig virkning på cellemembranerne
- **Oxideret fedt** er fedt, der har været varmet op og er gået i forbindelse med ilt fra luften. Oxideret (harsk) fedtstof findes i højt raffinerede fødevarer, gammel mad,

restemad fra dagen før, kød, gamle oste, dåsemad og færdigretter, som man varmer op i mikrobølgeovnen.

- **Transfedtsyrer** er mere tyktflydende og svære at fordøje.
  De findes i nogle typer pommes frites, chips, margarine, chokolade, småkager, kiks, færdigretter, brød og slik. Forskere ved Aarhus Universitet har fundet ud af, at vegetabilske olier, der opvarmes til høje temperaturer, ændrer kemisk struktur, hvorved der opstår sundhedsskadelige forbindelser, som et højt indhold af frie fede syrer samt aldehyd og akrylamid, der er toxiske, kræftfremkaldende substanser. Derudover dannes der ved gentagen brug af samme fritureolie transfedtsyrer, der er sundhedsskadelige, og forbudt i fødevarer i Danmark. Indtagelse af industrielt frembragte transfedtsyrer i maden kan øge risikoen for en række sygdomme.

- **Mættet fedt** mener forskerne nu ikke længere er sundhedsskadeligt, tværtimod ser det ud til at være sundhedsfremmende. Mættet fedt findes i smør og kokosolie.

- **Fiskeolie** frarådes, i stedet anbefales de sunde planteolier. Årsagen er, at fiskeolie kan indeholde miljøgifte, tungmetaller og store mængder stresshormoner. I stedet for fiskeolie kan du vælge sunde økologiske planteolier som kæmpenatlysolie, nigella sativa olie, og hørfrøolie, der indeholder omega-3 fedtsyren alfa-linolensyre (den eneste fedtsyre som kroppen ikke sev kan danne og som vi ikke autmatisk får gennem en almindelig kost).

- **Sojaolie** er det bedst at undgå. Soja er som regel genmodificeret (GMO). Efterhånden er langt de fleste sojaprodukter gensplejsede. Og selv om sojaproduktet er mærket som økologisk, kan det stadig indeholde GMO, fordi GMO-sojaplanterne spreder deres pollen vidt omkring med vinden og kan på den måde krydsbefrugte selv økologiske sojaplanter, selv om de er mange kilometer væk.

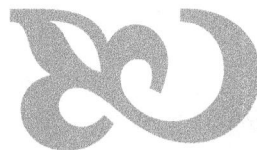

∞   Hjertebanken

Hjertebanken, hjerteflimmer og uregelmæssig hjerterytme er forskellige ubalancer, som mange kvinder generes af efter de 35 år. Det er vigtigt at gå til lægen hvis du oplever et eller flere af de symptomer, der er nævnt her.

❖   Test dig selv: Er dit hjerte i god form?

Blodtryk: Både blodtryk og puls kan fortælle, om dit hjerte har det godt. Blodtrykket kan du få målt på visse apoteker eller hos din egen læge. Eller du kan købe en blodtryksmåler og måle blodtrykket hjemme.

Puls: Du kan vurdere din egen puls med dine fingre. Det gør du ved at vende venstre håndflade opad og tage fat om venstre håndled nedefra. Sæt fingerspidsen af højre hånds pegefinger, langfinger og ringfinger blidt på venstre underarm på tommelfingersiden af underarmen, så fingrene er placeret 2-3 centimeter fra håndroden, lige under det sted, hvor man kan mærke et knoglefremspring. Mål pulsen hver morgen i en uge, inden du står ud af sengen. Det kaldes hvilepulsen.

Læg mærke til følgende:

1. Antal pulsslag. Tæl antallet af pulsslag per minut, eller tæl pulsslagene i 15 sekunder og gang med 4.
Er din puls omkring 30-40, er det tegn på en mere end glimrende kondition, som hos fx maratonløbere eller professionelle cykelryttere.
Er pulsen omkring 40-50, er du i god form.
Er pulsen omkring 50-70, har du relativt god kondition.
Er pulsen omkring 70 eller derover, skal du i gang med at gøre noget for dit helbred.
2. Pulsens regelmæssighed. Er pulsslagene regelmæssige, eller springer de et slag over, slår et ekstra slag, skifter rytme?
3. Lyt til dit hjerte i dagligdagen. Banker det hårdt i brystkassen, har du hjerteflimmer, springer hjertet et slag over, eller slår det et ekstra slag?

∞   Sådan styrker du dit hjerte
Se her, hvordan du styrker dit hjerte og forebygger hjertebanken, hjerteflimmer og uregelmæssig hjerterytme:

Vær udhvilet, så går alting lettere, og du får hurtigere flere ting fra hånden, så du når det, du skal, uden stress. Sørg for at få rigeligt med søvn, dvs. gerne 7-10 timer hver nat.

Hvil om eftermiddagen
Hvil dig om eftermiddagen, når du kommer hjem fra arbejde. Lig på ryggen med lukkede

øjne i stilhed. Bliv liggende sådan i 10-20 minutter, og få dit hjerte i ro, inden du dyrker motion, køber ind, og laver mad.

Eller sid bekvemt med lukkede øjne og lyt til rolig og harmonisk klassisk musik, som Mozart eller terapeutisk musik som Musicure, der fås på apoteket, eller køb en cd med naturens lyde, som bølgeskvulp eller fuglesang. Nogle har gavn af den klassiske indiske musik maharishi gandharva veda. Ifølge ayurvedisk teori svarer tonerne her til frekvensen i hjertets nervebaner, og påvirker derfor hjertets nervebaner, samt de specielle celler i hjertet, der styrer rytmen i hjerteslaget, sådan at hjertets normale rytme bliver bevaret.

Meditation giver dit hjerte ro

Forskning har vist, at daglig udøvelse af Transcendental Meditation (TM) fører til en bedring i hjerte-kar-sygdomme på i gennemsnit 89 procent. TM-meditation normaliserer blodtryk og uregelmæssig hjerterytme, reducerer åreforkalkning og kolesterol, lindrer hjertekrampe og mindsker risikoen for blodpropper.

American Heart Association har lavet en stor undersøgelse, hvor man konkluderer, at Transcendental Meditation er den meditationsform, som er mest effektiv til at normalisere blodtrykket.

Det skyldes, at meditationen giver en unik tilstand af dyb hvile, hvor kroppen kan reparere sig selv. Under TM-udøvelsen falder nervesystemet og hele organismen til ro i en tilstand af dyb hvile. Den dybe hvile, der opnås med TM-meditation, løsner op for ophobet stress og anspændthed og stimulerer kroppens evne til at reparere skader og regenerere celler og væv. Desuden gør den dybe hviletilstand, at kroppens naturlige modstandskraft over for sygdom øges.

Læs mere om meditation i Kapitel 4, der handler om nervesystemet.

Tjek, om du har blodmangel

Få målt hos lægen, om du har blodmangel. Til dannelsen af røde blodlegemer skal der bl.a. bruges jern, vitamin B12 og folinsyre. Mangler du et af disse stoffer, kan du få blodmangel. Hvis du har blodmangel, er det vigtigt at finde ud af, hvad årsagen er. Her må du gå til din egen læge for at finde ud af, om det skyldes kraftige menstruationer, pletblødninger eller andre forhold.

Hvis du har blodmangel

Hvis lægen har udelukket behandlingskrævende sygdomme som årsag til blodmanglen, kan du selv gøre følgende:

Spis jernholdig mad hver dag. Det bedste er hvedekim (fås i helsekosten), desuden er der jern i rosiner, røde druer, pistacienødder, hindbær, cashewnødder, fuldkornsbrød, tørrede frugter, spinat, persille, dild og sesamfrø. Endvidere kan du lave mad i en gammeldags jerngryde, fordi gryden afgiver mikro-bittesmå jernpartikler til maden, hver gang du kokkererer. Den daglige anbefalede tilførsel af jern er: 15 mg. Det svarer til ca. 80 g hvedeklid, 95 g sesamfrø, 95 g hørfrø eller 150 g tørrede tomater.

Spis vitamin C sammen med jern, fordi vitamin C fremmer jernoptagelsen. Vitamin C findes i solbær (dobbelt så meget som i appelsiner), jordbær, blåbær, kiwi, appelsiner og citroner samt i mange af de eksotiske bær som goji, açai og acerola. Den daglige anbefalede tilførsel af vitamin C er: 75 mg. Det svarer til ca. 8 g hyben, 30 g peberfrugt, 40 g solbær eller 110 g broccoli.

Hvis du mangler folinsyre, bør du begynde at spise flere grøntsager og evt. supplere med økologisk grønsagsjuice.

Hvis du mangler B12, bør du spise flere mælkeprodukter. Læs mere om vitaminer, mineraler og kosttilskud i Kapitel 2, der handler om huden.

Forhøjet blodtryk

Blodtrykket svinger i løbet af døgnet, ligesom det stiger under psykisk pres eller kuldepåvirkning og falder, når du slapper af som under søvn. Der findes mange årsager til udvikling af forhøjet blodtryk. En vigtig faktor for mange kvinder er indtagelse af p-piller eller anden hormonbehandling. Som nævnt kan der desuden være en tendens til forhøjet blodtryk pga. hormonelle ændringer i forbindelse med overgangsfasen. Andre årsager til forhøjet blodtryk er rygning, overvægt, alkohol, forhøjet kolesterol, arvelige faktorer, stress, manglende motion, åreforkalkning, sygdomme samt store mængder salt eller lakrids. Forhøjet blodtryk er en folkesygdom. Man regner med, at cirka 200.000 danskere lider af det. Et normalt blodtryk er 120/80 og må gerne være meget lavere, men bør ikke være over 140/80. Et lavt blodtryk er direkte relateret til et langt liv.

Det tryk, hjertet laver, når det pumper blod ud i hele organismen, kaldes blodtryk. Normalt måler vi to blodtryk: Det systoliske (den høje værdi), når hjertet trækker sig sammen og pumper blod ud i pulsårerne, og det diastoliske (den lave værdi), når hjertet slapper af og fyldes med blod.

Du kan få målt dit blodtryk eller få blodtryksrådgivning hos lægen, i Hjerteforeningens rådgivningscentre eller på mange apoteker over hele landet. Hvis dit blodtryk er for højt, bør du gå til lægen.

ଞ   Sådan holder du blodtrykket sundt og stabilt

Forhøjet blodtryk skyldes ofte, at man er under pres. Enten presser man selv eller føler pres udefra, fra andre eller fra arbejdet. Det mest almindelige er, at man presser sig selv til fx at arbejde mere og længere, overkomme flere ting og nå mere, samtidigt med, at man også sover mindre.

Lav yoga hver dag

Praktisér yoga og åndedrætsøvelser regelmæssigt, gerne hver dag. Forskning har vist, at det har en gavnlig virkning på blodtrykket. Klassisk yoga virker afslappende, bringer åndedrættet i ro, øger blodgennemstrømningen, beroliger nervesystemet, giver smidighed og muskelstyrke, fordi yoga stimulerer og 'masserer' de indre organer og kirtler. Meld dig på et yogahold eller få personlig vejledning af en yogainstruktør. Den mest effektive form for yoga er klassisk yoga, hvor der er stilhed og fordybelse, og hvor udførelsen er blid og nænsom. En yogaøvelse må ikke føles anstrengende, og der må ikke være ømhed, smerte eller ubehag forbundet med den.

Læs mere om åndedrætsøvelser i Kapitel 5, der handler om lungerne.

Læs mere om yoga i Kapitel 11, der handler om muskler.

Læg kursen om og få ro på

Undgå pres, undgå at arbejde om natten, undgå at arbejde for længe ad gangen og gør noget for at nedbringe stress, som nævnt i begyndelsen af kapitlet her.

Meditation sænker blodtrykket

Et stort antal randomiserede klinisk kontrollerede undersøgelser har vist, at Transcendental Meditation normaliserer blodtrykket i løbet af 6-12 måneder. Mange mennesker med forhøjet blodtryk har lært TM og oplevet, hvordan de i samarbejde med deres egen læge gradvist har kunnet nedsætte forbruget af deres blodtrykssænkende medicin i takt med, at blodtrykket begyndte at falde. Læs mere i Kapitel 4, der handler om nervesystemet.

Hold igen med lakridserne

Undgå overdrevne mængder af salt og lakrids. Undgå eller begræns alkohol, rygning og hårde stoffer. Undgå usunde fedtstoffer (som nævnt før i kapitlet her).
Sørg for at få de sunde fedtstoffer (læs mere i Kapitel 1, der handler om hormonelle forandringer).

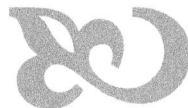

Linda Lundgaard

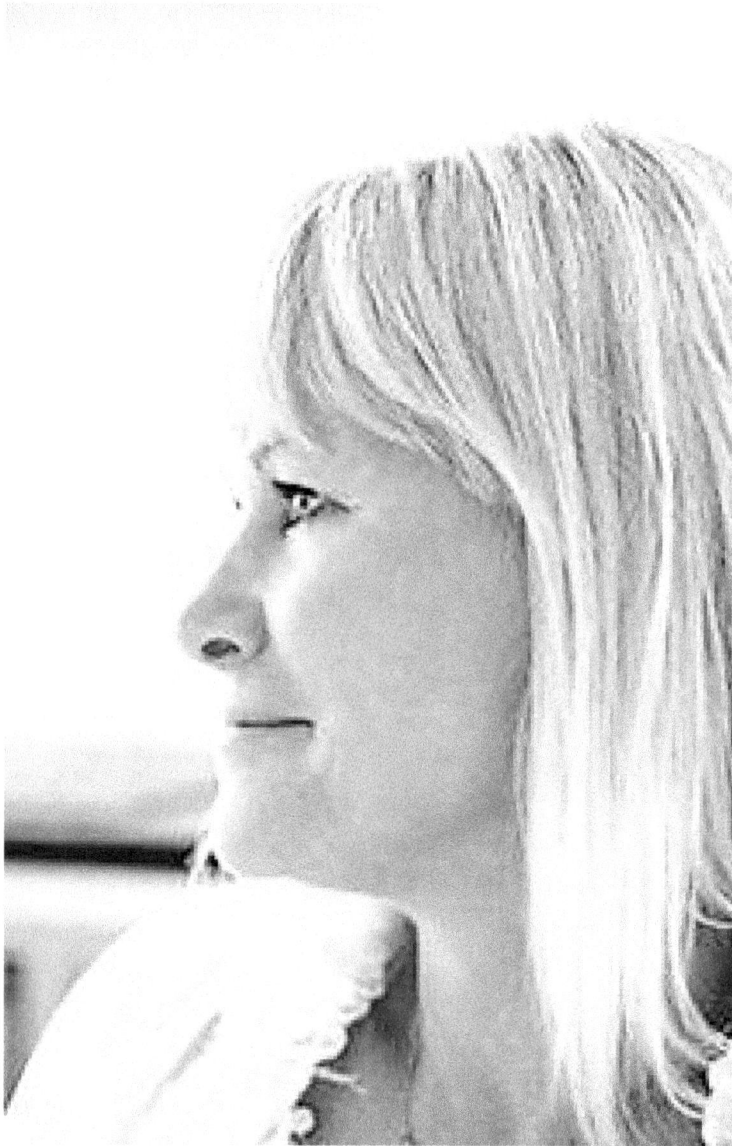

Linda Lundgaard, født 1967, gift og mor til to drenge, selvstændig coach og terapeut:

❧ Lindas blodtryk lå på 150/110

Linda kom pga. forhøjet blodtryk. Uden medicin lå det på 150/110. Under hendes graviditeter havde hun haft tendens til forhøjet blodtryk, og med de hormonelle forandringer, der naturligt kom i hendes nye livsfase, var det blevet forhøjet.

Pulslæsningen viste, at hendes fordøjelsessystem og lever var overbelastet, formentlig pga. to graviditeter og cirka ni år på p-piller.

Linda tog to forskellige slags blodtrykssænkende medicin plus noget homøopatisk medicin og beskrev en række bivirkninger ved medicinen. Hun blev rådet til at tale med egen læge om at udskifte den stærke medicin med en mildere, og samtidig blev hun anbefalet nogle blodtrykssænkende urter.

Urterne viste sig at virke så godt, at Linda på eget initiativ (baseret på hjemmemålinger af blodtrykket) ophørte med den kemiske medicin og fortsatte med urterne.

Hun fik desuden råd om at tage de sunde planteolier, hørfrø og kæmpenatlysolie, at gå over til en mere kødfri kost og at gennemgå en ayurvedisk kur.

Da hun kom til de næste konsultationer, følte hun sig 15 år yngre, blodtrykket var dalet til 111/66, og hun kunne ophøre også med urterne og derefter blot tage dem efter behov. Hun var i så god balance, at hun kunne begynde at drikke lidt caffelatte igen.

Mit blodtryk faldt via naturlige midler

"Efter min sidste graviditet kunne jeg ikke få blodtrykket ned og skulle tage blodtrykssænkende medicin hver dag. Det havde jeg det rigtig dårligt med. Jeg har altid levet sundt og passet på mig selv, og jeg har aldrig taget medicin.

Jeg hørte fra andre, at de havde gode resultater med ayurvedaen, og så gav min mand mig fire konsultationer i gave, fordi han vidste, at jeg virkelig gerne ville finde et alternativ til medicinen.

Jeg traf en beslutning om, at jeg selv ville tage ansvar for min behandling og droppede lægens piller og begyndte at tage de ayurvediske urtepræparater, som også var mod forhøjet blodtryk, men ikke belastede leveren. Efter tre-fire uger var jeg ude at gå en tur og fik pludselig lidt svimmelhed. Det viste sig, at mit blodtryk var for lavt! Pillerne i sig selv havde allerede hjulpet, og jeg kunne begynde at trappe ned i den moderne medicin, i samarbejde med min egen læge.

Herefter blev jeg sat på en uges detox. Den første gang, jeg havde taget kuren, kiggede min store søn på mig og spurgte helt seriøst, om jeg havde fået en ansigtsløftning. Min mand gloede på mig og sagde, at det ville han også prøve. Jeg kan godt have en tendens til lidt for meget hud over øjenlågene. Det var væk, og huden i ansigtet var synligt finere, renere og klarere.

Nu har jeg udrenset seks gange, og om et par dage skal jeg i gang med den syvende omgang. Hver gang jeg udrenser, spørger folk: 'Hold op, hvad har du lavet?' Man fremstår simpelthen knivskarp og ren. Huden stråler, og øjnene lyser nærmest turkis. Det er en dejlig følelse, man føler sig totalt let og ren indeni. Jeg er imponeret over, at man ad naturens vej og med så få ændringer kan opnå så store resultater!"

❧

Lone Sørensen

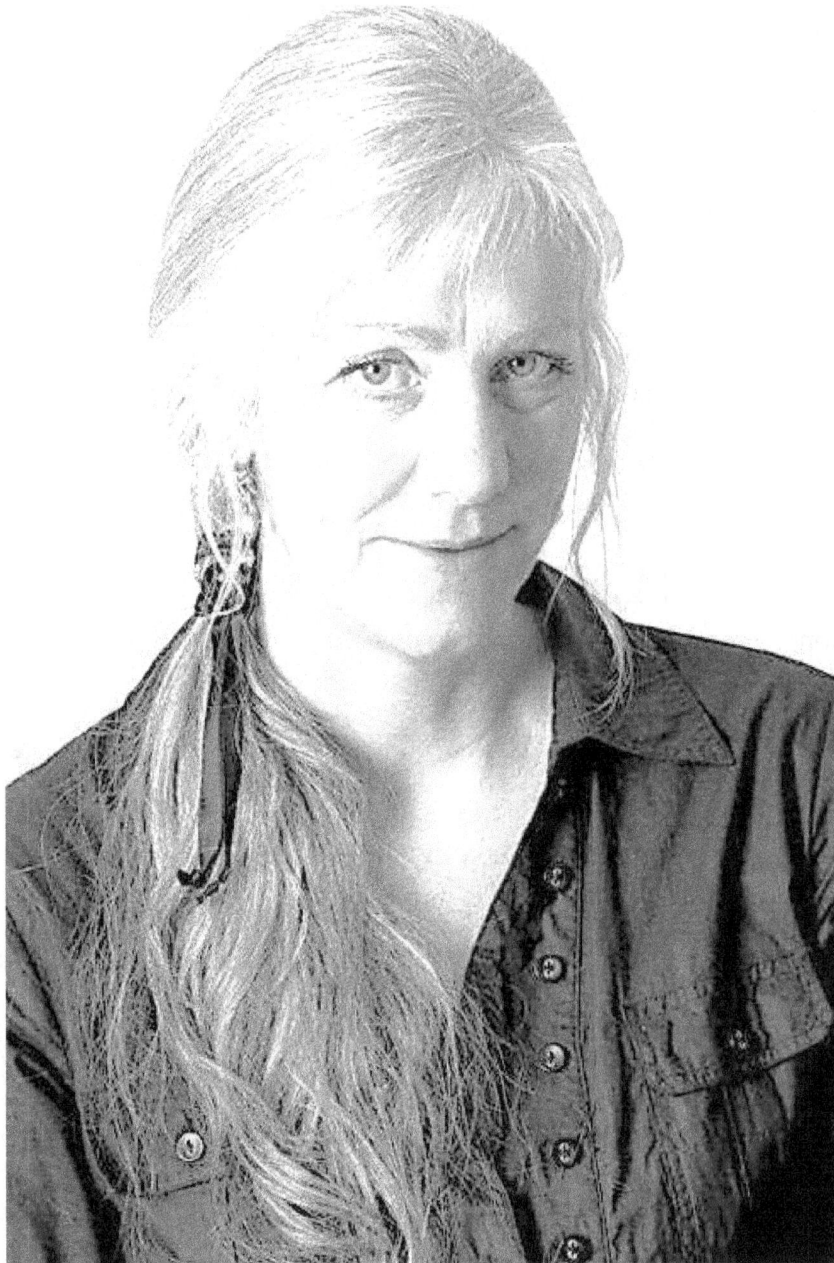

Lone Sørensen, født 1954, gift og mor til to ikke hjemmeboende børn, billedkunstner:

❧   Lone var meget træt efter en blodprop i hjernen

Lone kom, fordi hun havde haft en blodprop i hjernen. Hun havde været lammet i højre side, haft talebesvær og mistet balanceevnen. En scanning havde vist, at hun tidligere havde haft flere mindre blodpropper, der aldrig var blevet opdaget. Pulslæsningen viste, at hun var arveligt disponeret, og hun fortalte, at begge hendes forældre og en bror havde haft blodpropper. Lone var meget træt, hvilket er typisk efter en blodprop. På en skala fra 1-10 lå hendes energiniveau på 1-2.

Første konsultation: Da Lone kom første gang, var hun på tre forskellige slags stærk medicin.
Lone blev sat på en kødfri kost, fordi forskning har vist en markant nedsat risiko for blodpropper ved kødfri kost. Hun skulle derudover starte dagen med en morgendrik, bestående af 2 dl postevand, ½ tsk. stødt ingefær og saften fra ½ citron. Hun fik anbefalet urtepræparater med kraftige antioxidanter, som er gavnligt mod åreforkalkning, bl.a. ginkgo biloba samt frisk hvidløg.

Anden konsultation: Lone blev anbefalet, at hun i samarbejde med egen læge kunne overveje en pause med den ene af de tre slags medicin, nemlig den kolesterolsænkende. I forløbet blev hun - i samarbejde med egen læge - i stand til også at fase ud af blodtryksmedicinen. Den eneste medicin, hun stadig fik, var en mildt blodfortyndende medicin. Desuden blev hun anbefalet at begynde på TM-meditation (læs mere i Kapitel 4, der handler om nervesystemet).

Tredje konsultation: Tredje gang blev hun anbefalet at følge en bestemt kostplan, tage visse urter, og sunde planteolier, bl.a. hørfrøolie og kæmpenatlysolie.
I de efterfølgende måneder havde hun op- og nedture og en del tilbagefald. Hun lærte at meditere i den periode og begyndte at praktisere metoden dagligt. Hun fik desuden aromaterapi, lydterapi og ayurvedisk detox i Norge. I det hele taget gjorde hun selv rigtig meget. Efter et års tid begyndte hun at få det bedre. Det, der har hjulpet hende allermest, er TM-meditation. Hun oplever selv, at hun ikke kan leve uden.

Jeg kom langsomt tilbage efter blodproppen

"Jeg har altid været energisk og taget det som en selvfølge, at jeg kunne overkomme meget. Efter blodproppen er jeg langsomt ved at lære, at jeg ikke kan de samme ting. Det er svært at ændre sit selvbillede *overnight*. Den ene dag var jeg frisk og ung, den næste måtte jeg sige farvel til mit tidligere jeg, der kunne det hele. Jeg rykkede op i en anden generation med den blodprop.
Det skete i 2007, og jeg var mærket af det i lang tid efter. Jeg var meget træt, og jeg fik den ene infektion efter den anden. Mit immunforsvar var åbenbart helt nede.
To år efter blodproppen kom jeg i ayurvedisk behandling. Jeg begyndte på en hel masse behandlinger. Der gik rigtig lang tid, før jeg fik det bedre.
Jeg tog 10 detoxkure hen over et års tid, og de var gode. Her kunne jeg mærke, at jeg blev mere klar i hovedet i dagene efter hver udrensningskur. Jeg begyndte at kunne genkende den Lone, jeg var før blodproppen. Jeg lærte også TM i den periode, og det var det, der hjalp mig allermest."

7. ET STÆRKT IMMUNFORSVAR HJÆLPER DIG MOD SVAMP – OG ALT DET ANDET

Er du begyndt at få blærebetændelse eller mere udflåd? Bliver du oftere syg, selv om du altid har været den, der slap rask gennem vinterens snuer og smitte? Det skyldes, at hormonelle forandringer kan svække dit immunforsvar, og derfor giver du dig selv og din krop en håndsrækning, hvis du aktivt begynder at styrke **dit immunsystem.** Og ja, frugt og grønt er godt og sundt. Men vidste du, at det allervigtigste råd lyder: Vær glad!

❧ Lynguide: Svamp, blærebetændelse, udflåd og flere forkølelser ☙

- Spis ½ dl syrnet mælkeprodukt om dagen.
- Væn dig til at se livet fra den humoristiske side – se flere sjove film, vær sammen mennesker, der får dig til at grine, und dig selv mindst et godt grin om dagen.
- Spis 1-3 fed frisk hvidløg om dagen hakket eller presset, fx i dressingen.
- Få D-vitamin, der styrker immunforsvaret ved at spise mælkeprodukter og få sollys på kroppen hver dag i 5-30 minutter.

Immunforsvaret kan svækkes i overgangsfasen
De hormonelle forandringer, der sker i din krop i overgangsfasen, påvirker dit immunforsvar, som bl.a. består af de hvide blodceller. I perioden omkring menstruationsophøret dannes der færre af visse typer hvide blodceller, og andre typer hvide blodceller bliver svækket i deres funktion. Det er en af årsagerne til, at kvinder i overgangsfasen får en øget tendens til infektioner i skeden og blæren.
Et stærkt immunforsvar er en af de vigtigste faktorer for dit helbred, for immunforsvaret bekæmper både infektionssygdomme og kræftsygdomme.
Immunforsvaret svækkes især ved stress, mangel på søvn og ved følelsesmæssige, mentale og psykiske belastninger. Dette er beskrevet inden for disciplinen psykoneuroimmunologi, der forklarer, at det, vi oplever psykisk, påvirker nervesystemet, som så igen påvirker immunforsvaret. Hvis du er træt, stresset eller følelsesmæssigt ude af balance, vil nervesystemet blive mere anspændt, og det vil igen svække immunforsvaret, så du nemmere bliver syg.

Immunforsvaret er din krops politikorps
Immunsystemet har ikke en selvstændig fysisk struktur som fx mave-tarm-systemet. Immunsystemet består af millioner af celler (bl.a. hvide blodceller), som enten strømmer rundt i blodvæsken og lymfevæsken, eller også er beskæftiget med stationært arbejde i lymfeknuderne, huden og slimhinderne. Immunsystemet svarer derfor til et politikorps, hvor nogle har vagten på stationen (i huden og slimhinderne), og andre patruljerer i gaderne (i blodvæsken og lymfevæsken).
De patruljerende celler går på opdagelse i hele kroppen, indfanger skadelige elementer og sørger for, at de bliver destrueret. Det kan være mikroorganismer (bakterier, virus, svampe, orme eller parasitter), kræftceller eller fremmedlegemer. Når immunforsvaret opdager skadelige indtrængere, skal immuncellerne pacificere dem, nedbryde dem og sørge for, at resterne bliver udskilt via lymfesystemet og kroppens andre affaldssystemer. Hvis det ikke

lykkes, kan virus og bakterier opformere sig og blive mange og stærke – og så er det, at du bliver forkølet, får ondt i halsen, lungebetændelse eller blærebetændelse.
Nogle mennesker er født med arvelige defekter i deres immunforsvar, andre er født med et stærkt immunforsvar.

❖ Test dig selv: Er dit immunforsvar stærkt?

I løbet af det seneste år har du flere gange:

- Været syg?
- Været forkølet?
- Haft halsbetændelse?
- Haft bihulebetændelse?
- Haft hoste?
- Haft influenza?
- Haft blærebetændelse?
- Haft svamp i skeden?
- Haft forkølelsessår?
- Haft vorter?
- Haft fodsvamp?
- Haft neglesvamp?

Har du får en eller flere af sygdommene flere gange i løbet af et år, vil det være en god idé at styrke dit immunforsvar. Det kan også være tegn på en underliggende ubalance, som bør findes og rettes, så du bør først og fremmest gå til din egen læge.

❧ Sådan styrker du dit immunforsvar

Det er værd at dvæle lidt ved, at alt det, der styrker dit immunforsvar, og dermed dig og din sundhed allermest, er gratis. For det koster ingenting at gå tidligt i seng, trække frisk luft ned i lungerne, bevæge sig, suge solens sunde stråler til sig og alt det andet nedenstående, der gavner immunsystemet.

Vær glad og ha' det godt
Det allervigtigste er at være glad og have det godt. Forskning har vist en klar sammenhæng mellem vores psykiske og følelsesmæssige velbefindende og så vores immunforsvar. Humøret har altså stor indflydelse på kroppen. Alle dine sindsstemninger, følelser og tanker gør, at kroppen danner en lang række stoffer, der er positive, hvis stemningen og humøret er positivt, og negative, hvis du er i dårligt humør. Faktisk kan man sige, at hver tanke eller følelse, du har, har en tilsvarende fysiologisk tilstand. Når du er glad, har du flere positive tanker, og det er de positive tanker, der fører til dannelsen af positive signalstoffer. Og hvordan bliver man så glad?
Søvn: Få tilstrækkeligt med søvn. Hele forudsætningen for at være naturligt og spontant glad indefra, er, at du er udhvilet og under dig selv tilstrækkeligt med søvn. Mange oplever, at selv om de har alt i livet – ønskejob, ønskemand, ønskebørn, ønskehus, ønskeøkonomi – så har de svært ved at nyde det og glædes over det. Som regel er årsagen ophobet træthed.

I det øjeblik du begynder at unde dig selv alle de mange timers søvn og hvile, du virkelig har brug for, vil du blive i stand til at nyde alle de gaver, livet har givet dig. Læs de gode råd om søvn i Kapitel 4, der handler om nervesystemet.

Grin: Sørg for at få mindst ét rigtig godt grin hver dag, og beslut dig for, at du ikke længere vil tage det hele så alvorligt.

Film: Gå efter de sjove film.

Klip: Find nogle sjove klip på YouTube.

Vittigheder: Bed familiens medlemmer om at fortælle en sjov historie eller vittighed under aftensmaden. Bed dine gæster om at finde noget sjovt at fortælle under middagen.

Underholdning: Gå i cirkus, teater eller til revy.

Godt selskab: Tilbring tid sammen med mennesker, der er glade, fx børn og teenagere. De har perlehumør, og hele deres liv handler ofte om at finde noget godt, de kan grine af! Vælg at være sammen med de mennesker, der kan få dig til at grine.

Spis yoghurt

Undersøgelser har vist, at en sund tarmflora styrker immunforsvaret. Spis 4-5 spsk yoghurt, ymer, tykmælk eller A-38 om dagen. Her gælder dog ikke princippet jo mere, jo bedre. Lidt er tilstrækkeligt. Det er bedst at spise surmælksprodukter til morgenmad eller frokost, så du har de sunde mælkesyrebakterier med dig hele dagen fra starten af. Undgå så vidt muligt mælkesyrebakterier i form af tørre tabletter og kapsler. Det bedste er at indtage fødevarerne i deres naturlige form, så virker de bedst og er lettere at fordøje og omsætte.

Solvitaminet - D-vitamin

Forskning har vist, at vitamin D styrker immunforsvaret. Vitamin D kan du få ved at gå ud i solen, men det skal naturligvis ikke overdrives. Sørg for dagligt at få sollys på ansigt og hænder og en gang imellem også på de store flader – ben, arme og ryg.

Mange af os mangler D-vitamin, fordi udendørs arbejde er erstattet af indendørs. Mangel på D-vitamin kan føre til problemer med knoglerne, auto-immune sygdomme, svage muskler, sukkersyge, kramper og dårlig trivsel.

Nyd solens stråler

Kroppen danner selv D-vitamin, når sollyset rammer huden og omdanner hudens kolesterol til vitamin D. Processen sker hurtigt - i løbet af minutter. Ifølge Sundhedsstyrelsen er det tilstrækkeligt at få sollys på hænder, ansigt og underben 5-30 minutter nogle gange om ugen i tiden marts-oktober. Huden danner ikke mere D-vitamin, hvis man tager længere tids solbadning. Undersøgelser har vist, at hvis man bruger solcreme, danner man lige så meget D-vitamin, som hvis man ikke bruger solcreme.

Få D-vitamin gennem maden

Spis fødevarer med D-vitamin, dvs. mælkeprodukter, specielt fløde og flødeost samt æg. For store mængder D-vitamin kan være skadeligt, og derfor bør man være tilbageholdende med kosttilskud med D-vitamin. Voksne bør ikke få over 50 µg (mikrogram) dagen.

Den anbefalede daglige tilførsel er: 7,5 µg D-vitamin.

Det svarer til 180 g æggeblomme eller 500 g tebirkes. Det er med andre ord vanskeligt at dække behovet for D-vitamin fra kosten alene, hvis man ikke får sol.

Bortset fra nogle svampe er det kun animalske fødevarer, som indeholder D-vitamin (æg, mælkeprodukter).

Få D-vitamin gennem sollys

Derfor er det særligt vigtigt for veganere og vegetarer at få sollys. Veganere (som hverken får æg eller mælkeprodukter) bør supplere med D-vitamintilskud om vinteren. Der findes større mængder D-vitamin i fede fisk, specielt torsk og laks (fx kan man få dækket dagsbehovet ved at spise 7,5 g torsk om dagen).

Sundhedsstyrelsen anbefaler ikke D-vitamintilskud til alle, men anbefaler D-vitamintilskud til følgende grupper:

- Alle med mørk hud (specielt hvis de er tildækkede).
- Alle, som ikke kommer ud hver dag eller undgår sollys.
- Kvinder, som har sarte knogler eller er arveligt disponeret for det.
- Ældre over 70 år.

Få C-vitaminer fra solbær

C-vitamin styrker immunforsvaret. Vi er så vant til at forbinde appelsiner med C-vitamin, men i stedet kan du drikke solbærsaft, for solbær indeholder dobbelt så meget vitamin C som fx appelsiner. Og bedst er selvfølgelig den hjemmelavede saft af bær fra haven, ellers vælg en økologisk solbærsaft.

Andre gode kilder til C-vitamin er kiwi, jordbær, blåbær, citron, lime, guava, acerola, mango, grapefrugt, kartofler, grønkål, peberrod, rosenkål, blomkål, grøn peber, broccoli, spinat og tomat.

Anbefalet daglig tilførsel for kvinder 31-60 år er 75 mg om dagen. Det svarer fx til 40 gram solbær, 85 gram kiwi eller 50 gram grønkål.

Husk selen

Selen har vist sig at styrke immunforsvaret. Der findes store mængder selen i alle typer af frø og kerner. Sørg for at få sesamfrø, græskarkerner, hørfrø og solsikkekerner.

De bedste kilder til selen er paranødder, solsikkekerner, hørfrø, sesamfrø, boghvede, karry, kaffe, hirse, gule ærter og ost.

Anbefalet daglig tilførsel af selen for kvinder 31-60 år 40 µg om dagen. Det svarer til ca. 40 gram paranødder eller 80 gram solsikkekerner.

Spis frisk hvidløg

Forskning har vist, at hvidløg styrker immunforsvaret. Vil du have hvidløgets styrkende virkning på immunforsvaret, så spis 1-3 fed om dagen, friskpresset eller friskhakket og fx blandet i hørfrøolie sammen med pesto som dressing på salat.

Hvad gør du, hvis du alligevel bliver syg?

Hvis dit immunforsvar har været svækket, og du allerede har fået en infektion, kan du indtage: Grapekerneekstrakt, olivenbladsekstrakt, oreganoolie eller guldsejl (se produktguiden bag i bogen). Undersøgelser tyder på, at disse urter kan styrke immunforsvaret.

Pia Tetler

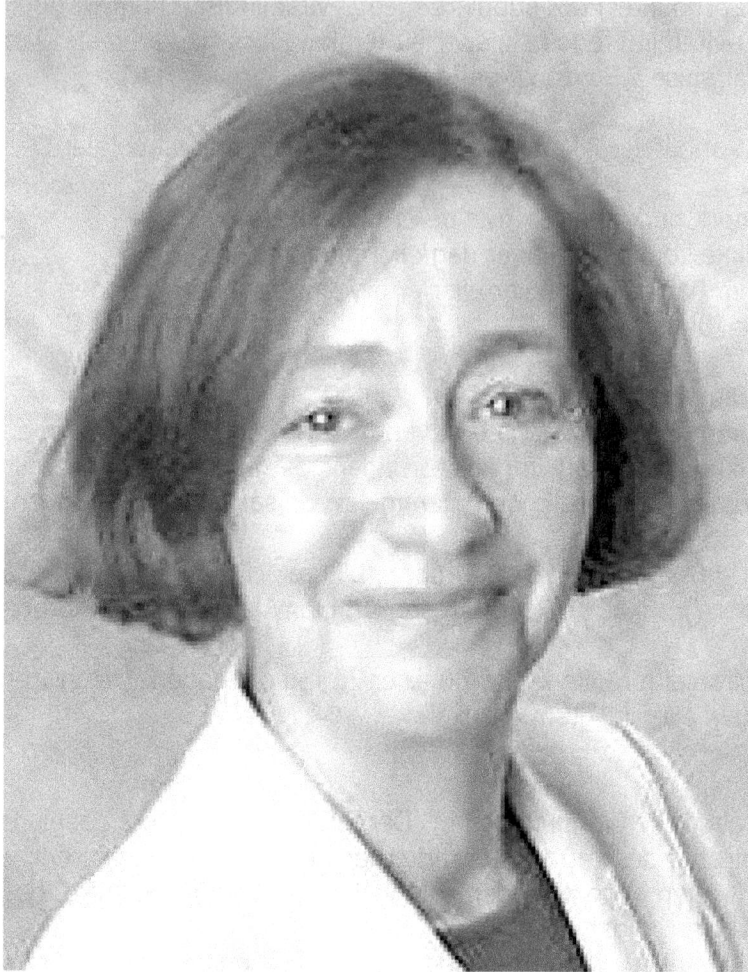

ဆ   Pia døjede med allergier og træthed

Pia kom pga. allergi, især mælkeallergi, samt træthed. Hun havde tidligere i livet oplevet allergien blusse op i forbindelse med følelsesmæssige belastende oplevelser. Da hun var i 30'erne, brød det ud efter en mislykket graviditet. En graviditet kan aktivere immunforsvaret, fordi immunforsvaret kan opfatte graviditeten som et fremmedlegeme. Nogle gange skaber immunforsvarets reaktion en varig ubalance, og det var tilfældet med Pia. Allergien blev derefter forværret i forbindelse med de naturlige hormonelle forandringer i overgangsfasen. Pia var svær at behandle, fordi hun pga. af allergien ikke tåler en lang række urter, kosttilskud, krydderier, teer eller fødevarer. Derfor blev hun behandlet med aromaterapi, meditation, lydterapi, stresshåndtering, hård motion, en kostplan tilpasset allergien og massageterapi (som hun selv skulle udføre hjemme før sovetid med sesamolie tilsat lavendelolie og rosenolie.

Pias forløb strakte sig over et par år, hvor hun kom en gang imellem og arbejdede med rådene hjemme. Allergien blev ikke væsentligt bedre, men hun fik en markant bedre almentilstand og et langt større velvære.

Pia Tetler, født 1949, gift, økonom:

Jeg har det fantastisk efter pulslæsningen

"Siden graviditeten har jeg været meget følsom over for især mælkeprodukter. Nogle gange skal der ikke mere end en skefuld mælk til, så går det i gang. Det føles, som om jeg skal til at have influenza. Jeg bliver svimmel, energien forsvinder, og alting bliver lidt gråt både fysisk og humørmæssigt. Hvis mit immunforsvar i forvejen er presset, fordi jeg er lidt forkølet eller stresset, er det endnu mindre mængder, der kan udløse en allergisk reaktion.

Hormonerne spiller ind, for allergien er blevet værre efter overgangsalderen. Jeg tror, det hele udspringer af noget hormonelt og følelsesmæssigt.

Jeg læste en artikel i Børsen om ayurveda, og på det grundlag bestilte jeg tid til en konsultation. Jeg har det fantastisk i dagene efter en behandling. Pulsdiagnostikken tiltaler mig, fordi det er en behandling på et dybere plan. Mælkeallergien er der stadig, men jeg kan mærke, at jeg lige så stille er på vej. Det her er noget, der sidder dybt, derfor tager det tid."

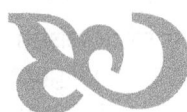

ဆ

8. BLIV VEN MED DIN FORDØJELSE OG SLIP AF MED OVERVÆGT OG TRÆTHED

Vidste du, at den bedste måde at aktivere fordøjelsen er ro og fred? Og at kogt varmt vand er den billigste og mest enkle måde at styrke fordøjelsen? De hormonelle forandringer betyder, at mange kvinder i overgangsfasen generes af fordøjelsesvanskeligheder, vægtproblemer, samt fedt på maven. Nu er **fordøjelsessystemet** ikke ligefrem verdens mest spændende emne. Ikke desto mindre er det via denne afdeling af kroppen, at du kan løse problemer med overvægt, fedt omkring maven samt træthed.

৵   Lynguide: Overvægt, træthed, dårlig fordøjelse, nedsat appetit, problemer med at tabe sig, fedt på maven ৵

- Spis dagens største måltid til frokost i tidsrummet 11-14.
- Nyd altid maden siddende og i en rolig, behagelig atmosfære.
- Drik 3-4 slurke varmt vand en gang i timen i tre måneder.
- Indfør flere kødfrie dage.
- Luk øjnene og fald til ro et øjeblik, før du begynder at spise.

Ro aktiverer fordøjelsen

Generelt virker fordøjelsen bedst, når du er rolig og afslappet. Når du falder til ro, er afslappet og fredfyldt, træder det parasympatiske nervesystem i funktion og stimulerer fordøjelsessystemet. Læs mere i afsnittet om det autonome nervesystem i Kapitel 4, der handler om nervesystemet.

Hvor godt og effektivt dit fordøjelsessystem fungerer i overgangsfasen, afhænger derfor i høj grad af det tempo, dit liv har. Lever du et stresset liv, hvor du hele tiden skal skynde dig, er lidt bagud og forjaget? Eller lever du roligt, fredfyldt og afslappet med følelsen af at have masser af tid og med mulighed for at få de nødvendige pauser, ferier og fridage? Det sidste er det bedste, du kan gøre for dit fordøjelsessystem – og dermed for din krops mulighed for at optage madens vigtige næringsstoffer, så du holder dig sund og slank.

Døjer du med overvægt?

Mange kvinder i overgangsfasen har tendens til overvægt og vanskeligt ved at tabe sig. Ifølge ayurvedisk teori kan det skyldes, at fordøjelsen - og specielt leveren - bliver mere belastet pga. de hormonelle forandringer end tidligere. Leveren er det væsentligste og vigtigste organ i hele fordøjelsesprocessen. Alle hormoner omsættes i leveren, så de mange hormonelle forskydninger i overgangsfasen kan let overbelaste leveren.

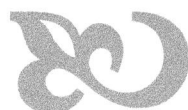

☙ Symptomer på en belastet fordøjelse

De fleste kvinder 35+ kan nikke genkendende til dele eller mere af ovenstående. Mange har været igennem flere graviditeter, og mange har et arbejdsliv, der ikke giver dem tid til et sundt og nærende hovedmåltid midt på dagen, hvorfor de må lægge døgnets største måltid om aftenen. Ifølge ayurvedisk teori er der derfor mange kvinder i overgangsfasen, som har en træt og overbelastet lever og derfor oplever tegn på nedsat fordøjelseskapacitet. Det giver symptomer som:

Nedsat appetit: Man har ikke lyst til mad, kan ikke spise så meget som tidligere eller har lyst til usunde mellemmåltider og snacks.

Vægtøgning: Du har taget på i vægt og har svært ved at tabe dig igen. Nogle oplever, at de tager på, bare de drikker et glas vand.

Tung: Du føler en generende tyngde og træthed i kroppen. Du har ikke energi til de samme ting som før i tiden.

Fedt på maven: Du får fedt midt på maven, som du har svært ved at tabe.

Kolesterol: Forhøjet kolesterol.

Træg elimination: Træg afføring (dvs. ikke afføring dagligt) eller forstoppelse.

❖ Test dig selv: Er din fordøjelse og lever overbelastet?

- Vejer du mere nu, end da du var i 20'erne og 30'erne?
- Har du svært ved at tabe dig?
- Har du fedt på maven, som du har svært ved at komme af med?
- Har du mindre energi nu, end du havde i 20'erne og 30'erne?
- Er det sjældent, du føler dig rigtig sulten til måltiderne?
- Mærker du ubehag, efter du har drukket vin eller andre former for alkohol?
- Oplever du, at du føler dig tung og træt efter at have spist kød, fjerkræ eller fisk?
- Oplever du ubehag, som kvalme, træthed eller forstoppelse, efter at have spist mad med stort indhold af fedt?
- Er du tung og træt, når du vågner om morgenen?
- Har du uren hud?
- Er din afføring træg – har du afføring hver anden eller tredje dag eller sjældnere?

Jo flere gange du kan svare ja, jo mere overbelastet er din fordøjelse.

Årsager til en belastet fordøjelse

En vigtig del af fordøjelsen er leverens funktion. Jo mere belastet din lever er, jo dårligere fungerer din fordøjelse, og det kan medføre overvægt og træthed. Leveren er i forvejen på overarbejde hos kvinder i overgangsalderen pga. de hormonelle forandringer. Men leveren er ofte belastet hos kvinder generelt, og det kan ifølge ayurvedisk teori skyldes:

- **Kemikalier**: At du indtager eller udsætter din krop for syntetisk fremstillede stoffer, som er svært biologisk nedbrydelige. Syntetisk fremstillede sødemidler, konserveringsmidler, farvestoffer, smagsstoffer og andre tilsætningsstoffer belaster leveren.
- **Tidligere graviditet**: At du er eller har været gravid, uden at have haft mulighed for at restituere kroppen efter graviditeten. Graviditet belaster leveren, fordi den arbejder

for to. For de fleste kvinder vil en tidligere (eller nuværende) graviditet i sig selv være belastende for leverfunktionen.

- **Spisevaner**: At du spiser for meget eller forkert i forhold til din appetit.
- **Tung mad**: At du spiser tungt fordøjelige fødevarer som kød, fjerkræ, fisk, fedtrig mad, friturestegt mad, gamle lagrede oste, færdigretter og dåsemad. En anden grund til så vidt muligt at undgå kød, fjerkræ og fisk samt fiskeolie, er at forskning har vist, at de indeholder store mængder stresshormoner som adrenalin, noradrenalin, laktat og kortisol. Hormoner tilført udefra kan forstyrre kroppens indre hormonbalance.
- **Alkohol**: Alle former for alkohol, men specielt alkohol i store mængder eller af dårlig kvalitet.
- **Sent aftenspiseri**: Større måltider indtaget sent om aftenen eller før sengetid. Aftenselskaber med store middage og natmad belaster fordøjelsen, det samme gør chips, slik og kage foran tv eller computer i de sene aften- og nattetimer. Forbrændingen er hos de fleste nedsat om aftenen, fordi vi ikke er aktive. Når vi glider direkte fra aftenspiseri og i seng, kan kroppen ikke nå at fordøje og forbrænde maden.
- **Usund madlavning**: Usund tilberedning af maden. Det gælder især mad varmet i mikrobølgeovn eller fødevarer, som er grillet eller stegt for meget, så noget af maden er blevet sort. I overstegt mad dannes såkaldte *pyrolyzater*, som ud over at overbelaste leveren kan virke kræftfremkaldende.

Læs her hvad du kan gøre for at aflaste og styrke din fordøjelse.

ಐ Hjælp dig selv til en slankere krop - med masser af energi

Heldigvis er der meget, du selv kan gøre for at aflaste leveren og styrke fordøjelsen. Det er din nemmeste og hurtigste vej til mere energi, vægttab, slankere linjer, renere hud, klarere øjne og ikke mindst masser af energi.

Drik mere væske
Det første skridt til at aflaste fordøjelsen og leveren er at indtage mere væske. Ayurveda råder til at drikke kogt varmt vand lige før maden, hvis du ønsker en slankende virkning. Desuden kan du drikke små slurke af kogt varmt vand under måltidet, cirka en halv kop i alt.

Drik varmt vand en gang i timen
Varmtvandsterapi virker ifølge ayurvedisk teori fordøjelsesfremmende og slankende. I en periode på tre måneder kan du med fordel benytte dig af varmtvandsterapien. Det betyder, at du om morgenen koger vand og hælder på termoflaske og drikker et par slurke kogt varmt vand cirka en gang hver anden vågne time (dog ikke lige før sengetid).
Men du bør ikke tage varmtvandskuren, hvis du er undervægtig, eller almindelig slank og har normal appetit, eller hvis du har tendens til sure opstød, halsbrand eller mavesår, eller hvis du lider af vitaminmangel eller mineralmangel. Hvis du er i tvivl, bør du rådføre dig med din læge.

Nyd også andre væsker

Ud over det varme vand må du gerne drikke andre væsker i løbet af dagen, som urtete, urtekaffe, saft, juice eller kogt varm mælk. Men når det handler om at opløse, fordøje og omsætte ophobede rester fra fordøjelsesprocessen, er det varme vand bedst – nøjagtig som vi hælder kogende vand og ikke te eller kaffe i det stoppede afløb.

Mange kvinder har oplevet et betydeligt vægttab alene ved varmtvandsterapi. Det er vigtigt at stoppe efter de tre måneder, for hvis du fortsætter, efter du er færdig med at skylle ufordøjede madrester ud, vil du også begynde at skylle kroppens egne vitaminer og mineraler ud og nedbryde kroppens egne væv.

Få en mere effektiv fordøjelse

Det er bedst at have afføring en eller flere gange dagligt. Det er vigtigt, at din fordøjelse fungerer, så du får gavn af alle næringsstoffer og vedligeholder din krop.

ೞ   Her er de gode råd fra ayurveda
til en bedre fordøjelse:

- Drik en stor kop varmt kogt vand, lige når du er stået op, og gå derpå omkring på tåspidser og stræk dig med armene strakt i vejret, så langt du kan.
  - Drik mere væske i løbet af dagen: Vand, saft og urtete enten varmt eller stuetempereret.
- Drik lassi som snack, imellem måltiderne (blend 1-2 spsk A-38, 2 dl vand, 1 tsk. kokossukker, ½ tsk. krydderblanding, med koriander, spidskommen og fennikelfrø).
- Spis søde, saftige frugter (specielt blommer, figner, rosiner, druer og bær).
- Spis flere fibre, som grøntsager, kikærter og fuldkornsprodukter.
- Drik før sengetid 1 dl varm mælk, kogt med ¼ tsk. kardemomme, og ½ dl rosiner, som har stået i blød i vand nogle timer.
- Undgå dadler, umodne bananer, brød og kager med tilsætningsstoffer, hvidt mel, hvidt sukker og store mængder gær, saltede nødder, kold mælk, samt tør mad som kiks, knækbrød, rå havregryn og andre ukogte morgenmadsprodukter.
- Bevæg dig. Generelt er yogastillinger velegnede. En enkel stilling som at ligge på ryggen og roligt og langsomt trække knæene ned mod brystet er befordrende for fordøjelsen.
- Figensaft kan også hjælpe med at sætte gang i afføringen.

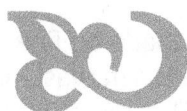

ᘓ   Kvindedøgnet med Kvindekostplanen

Se her hvad du skal spise hvornår: Slankende, nærende og hormonvenlig kostplan og døgnrutine for kvinder i overgangsfasen fra 35 til 60 års alderen.

Morgen: Lav gymnastik eller yoga (eksempelvis skulderstanden 15 sekunder X 3 imod væskeophobninger). Drik 1/2 liter rent vand.
Vask ansigt, hænder og fødder, eller tag et kort bad.
Plej huden med arganolie, hybenkerneolie eller en bodylotion, tilsat æterisk olie fra lavendel, salvie, rosengeranium, rose og/eller jasmin.
Stræk dig godt og grundigt mens du trækker vejret dybt ind, foran et åbent vindue.
Læs hvordan i Kapitel 5, der handler om lungerne.)
Morgenmad: Drik kryddermælk (se opskriften på de næste sider).
Vand: Drik 1/2 liter vand mellem morgenmad og formiddagsmad.
Formiddag: Spis fuldkornsbrød med humus, flødeost, avocado, spirer og agurk, pyntet med 5-10 opblødte valnødder, mens du drikker en kop rødkløverte til.
Hvis du bager selv: Spis lomper eller eget grovbrød: Brug en opskrift på fuldkornsbrød (uden mælk) og tilsæt per brød 10-15 opblødte valnødder, 5 spsk yamsrodsmel, 3 spsk gurkemeje, samt 5 spsk knuste/malede bukkehornsfrø.
Hvis du ikke bager selv, så køb fuldkornsbrød, som grahamsbrød, speltbrød, eller quinoabrød) med så mange kerner og nødder som muligt - men uden E-numre.
Vand: Drik 1/2 liter vand mellem formiddagsmad og frokost.
Frokost: Dagens hovedmåltid, se de næste sider. Afslut med 1 spsk aloe-vera juice.
Vand: Drik 1/2 liter vand mellem frokost og eftermiddagssnack.
Tag humleekstrakt (ikke øl) (følg dosis på flasken).
Eftermiddag: Spis friskrevet agurk, stykker af vandmelon, mango, granatæble, dadler eller svesker, sammen med et glas friskpresset saft af agurker, squash eller vandmelon.
Eller spis asparges, artiskok, eller squash der er let dampet eller svitset let i kokosolie (uden salt).
Aften: Lav suppe eller bagte grøntsager (med kokosolie) med eksempelvis squash, aubergine, blomkål, rosenkål, asparges, artiskok, broccoli, grønkål, og kartofler, samt bladgrønt som spinat, bladselleri, grøn salat, mynte, koriander, basilikum, kørvel, persille, brændenælde eller mælkebøtte. Afslut med 1 spsk aloe-vera juice.
Gå ud og gå en tur efter aftensmaden.
Lav oliemassage med sesamolie (evt. iblandet æteriske olier af æterisk olie fra lavendel, salvie, fennikel, anis, rosengeranium, rose og/eller jasmin), afsluttet af et kort varmt bad (se Kapitel 3, under hudpleje).
Gear ned ved afslappende aktiviteter, som håndarbejde, husflid, lytte til afslappende musik, se på feriefotos, og samle familien om en nærværende samtale, der fylder sindet med positive tanker og billeder: Sig tak for alt hvad der er gået godt i dag, og fortæl hvad du glæder dig til i morgen.
Læg en kølende ansigtsmaske med piskefløde og fintrevet agurk (se Kapitel 1).
Hvis du ikke har lavet oliemassage om aftenen, vask hænder, fødder og ansigt med halvlunkent vand, inden du går i seng. Eller tag et karbad i lunkent vand med æterisk olie fra pebermynte (se hvordan i Kapitel 1).
Massér derefter 1 teskefuld mandelolie blandet med en dråbe lavendelolie under fødderne.
Nat: Gå tidligere i seng end du plejer.

ଊ Kvindekostplanens indkøbsliste

Se på de næste sider, hvordan den ideelle indkøbsliste til kvinder +35 ser ud.

Vælg de letfordøjelige fødevarer

Her er to indkøbslister over mad og drikke klassificeret ud fra ayurvedisk teori: En, der viser de letfordøjelige fødevarer, og en, der viser de tungtfordøjelige. Vælg mest muligt fra listen med de letfordøjelige fødevarer, når du følger Kvindekostplanen for overgangsfasen. Dagens hovedmåltid bør indeholde proteiner, fedtstoffer, vitaminer, mineraler, sporstoffer, fibre og væske. Alle disse næringsstoffer får du ved at spise varieret - dvs ved at komponere måltidet af de forskellige letfordøjelige fødevarer. Vælg ideelt set en fødevare fra hver af de nedenstående fødevaregrupper, når du skal have dagens hovedmåltid. Placer ideelt set dagens hovedmåltid ved frokosttid.

ଊ Vælg de letfordøjelige fødevarer:

Bælgfrugter: Bønner, ærter og linser: Gule mungbønner, grønne bønner (haricots verts), grønne ærter, kikærter, røde linser, grønne linser, brune linser. Alle tørrede bælgfrugter sættes i blød aftenen før. Når de koger, og vandet skummer, hældes vandet fra, de skylles og tilsættes frisk vand. De koges med lidt spidskommen, og evt. også andre krydderier. Kikærter kan desuden blendes til hummus eller falafler.

Nødder, mandler, kerner og frø: Kom gerne nødder, mandler, kerner og frø i mysli, grød, brød, bagte ovnretter, sammenkogte retter, kogte ris, kogte quinoa, linser eller byg. Det er bedst, hvis du lægger nødder, mandler, kerner og frø i blød natten over, før du begynder at bruge dem. De indeholder sunde fedtstoffer og er rige på mineraler, vitaminer, proteiner og andre næringsstoffer.

Spis spirer: Lav selv spirer af kerner og frø, som solsikkekerner, kikærter, eller broccolikerner. De smager godt og er rige på næringsstoffer.

Grøntsager: Alt grønt er generelt sundt. Grøntsager kan tilberedes dampede, kogte, bagte, langtidsstegte (ved svag varme under låg) eller via wokmetoden, fordi rå grøntsager er svære at fordøje. De grøntsager, som er lettest fordøjelige, er asparges, squash, artiskok, aubergine, græskar, samt alle former for bladgrønt, som spinat og grønkål. Løg og visse former for kål kan give luft i maven. Hvis du kan tåle kål uden at få ondt i maven, kan du spise rosenkål, grønkål, broccoli, rødkål, hvidkål, spidskål og blomkål.

Salater: Spis gerne følgende grønt i rå form: Radiser, agurker, tomater, avocado, spirer og grønne blade, som ruccola, vinterkarse, mælkebøtteblade, spinat, skovsyre, pluksalat, hovedsalat og vårsalat. Men de fleste andre grøntsager er tungt fordøjelige i rå form og bør tilberedes ved madlavning.

Begynd at spise tang, som indeholder 10-100 gange flere vitaminer og mineraler end frugt og grønt. Tang er også rigt på fibre, som er godt for fordøjelsen, og undersøgelser tyder på, at det er slankende, forebygger infektioner og beskytter mod kræft.

Friske krydderurter: Vælg mellem koriander, basilikum, oregano, frisk ingefær, persille, purløg, karse, salvie, timian, dild, citronmelisse, isop, kommen, krusemynte, løvstikke, merian, rosmarin, lavendel, mynte, brøndkarse, blomsterkarse, hjulkrone og røllike.

Krydderier: Brug flere krydderier i maden. Ifølge ayurvedisk teori virker krydderier befordrende for fordøjelsen og nedbrydningen af restprodukter, især stærke krydderier som ingefær, sort peber, paprika og cayennepeber. Hvis du har en sart mave, kan du bruge milde, grønne krydderier som rosmarin, basilikum, dild, oregano, persille, kørvel og timian. Foreløbige studier tyder på, at både stærke krydderier (som hvidløg, chili, ingefær og gurkemeje) og de milde, grønne krydderier kan være med til at forebygge kræft. Fordøjelsesfremmende krydderier er eksempelvis spidskommen, fennikelfrø, koriander, gurkemeje og bukkehornsfrø. De fleste af disse krydderier findes i karryblandinger. Til kogt varm mælk kan du bruge julekrydderierne, som nelliker, kanel, vanilje, kardemomme, ingefær, sort peber, gurkemeje og safran.

Frugtmos: Koges af mørke abrikoser, rosiner, figner, dadler, svesker, pærer og æbler tilsat klaret smør, gurkemeje, kardemomme, kanel og ingefær. Når det er kogt, blendes det, og du kan tilsætte små stykker af bananer og bær. Se opskriften på de næste sider.

Kornprodukter: Det lettest fordøjelige er fuldkornsprodukter som kogte, hele korn, som bulgur, boghvede, couscous, hirse, quinoa, rug, amarant, byg, kamut, ris, hvede, spelt eller kogte majs. Du kan også servere fuldkornspasta, brød eller madpandekager (uden mælk).

Brød: Er mest ideelt uden gær, som galetter (af ris, quinoa, og boghvede) eller norske lomper (der laves af mosede kartofler, rugmel, speltmel, vand og salt). Næstbedst er langtidshævet hjemmelavet brød, hvor der bruges mindre gær. Derefter kommer rugbrød og grovbrød uden tilsætningsstoffer. Brøddej med hvede bør ifølge ayurvedisk teori tilsættes gurkemeje, og brøddej med spelt bør tilsættes kanel, for at forebygge fødevareintolerance. Se opskriften på lomper på de næste sider.

Fedtstoffer: Smør, klaret smør, og kokosolie (jomfru, koldpresset) kan bruges til bagning og stegning ved høje temperaturer. Til middelvarme kan man bruge olivenolie, rapsolie og sennepsolie - dvs langtidsstegning på mellemvarmt blus, men ikke til bagning. De fleste andre olier bør holdes ved stuetemperatur eller i køleskab og kan bruges til dressing eller til at hælde på grød, over kogte ris, kogte hele bygkorn, kogte hele rugkerne, eller dyppelse til brød.

Mælkeprodukter: Uhomogeniseret økologisk sødmælk, fløde og smør er lettere at fordøje end industrialiserede fabriksproducerede manipulerede mælkeprodukter, der er blevet gjort uigenkendelige for fordøjelsen. Hvis du synes sødmælk virker for fedt, kan du blande vand i og røre rundt med en ske - så har du fedtfattig mælk på naturlig vis; og helt gratis!
Læs mere om mælkeprodukter i Kapitel 12, under sarte knogler.

ℬ   **Undgå de tungt fordøjelige fødevarer:**

- Kød, fjerkræ, fisk og fiskeolie
- Færdigkøbte frosne retter, der varmes i mikrobølgeovn
- Dåsemad
- Iskold mad og drikke
- Gamle oste, skimmeloste
- Gensplejsede fødevarer
- Fødevarer med rester af sprøjtemidler og kunstgødning
- Fødevarer, som er tvangsmodnet, bestrålet eller har været udsat for stråforkortere eller vækstfremmende stoffer
- Forurenet mad, vand og luft
- Mad og drikke, som indeholder metaller eller legeringer
- Tilsætningsstoffer (kemikalier, E-numre) i mad, snack, drikkevarer og slik
- Kold mælk
- Fabriksproducerede fedtfattige mælkeprodukter (som letmælk, skummetmælk, minmælk, promillemælk, fedtfattig yoghurt)
- Hvidt sukker og hvidt mel
- Mad, der er frosset ned og varmet op, og gammel mad som rismælk, sojamælk og havremælk i kartoner
- De usunde fedtstoffer som transfedtsyrer fra chips, snacks og fabriksproducerede kager og småkager, eller fra animalsk fedt (eksempelvis i flæskesvær og de fleste gængse slikposer i form af gelatine).

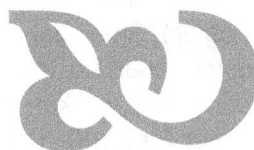

૪૭ Spis hormonvenlig mad

Spis korsblomstrede grøntsager: Ifølge lægevidenskabelig forskning er det gavnligt at spise korsblomstrede grøntsager, som broccoli, blomkål, rosenkål, grønkål, radiser, brøndkarse, pastinak, savoykål, og kålrabi. De indeholder et stof kaldet indol-3-carbinol (IC3), der omsættes til diindolylmethan (DIM) i kroppen. Begge stoffer modulerer østrogen og har vist sig at have en beskyttende effekt i forhold til brystkræft og andre former for cancersygdom. Flere undersøgelser har vist, at hvis man spiser meget broccoli og kål, mindsker man sin risiko for at udvikle kræft i lunge, tarm, bryst og prostata.

Phytoøstrogener: Spis phytoøstrogener, dvs plantestoffer der ikke er hormoner i sig selv men har en østrogenlignende molekylstruktur, og en hormonlignende virkning på kroppen. Forskning har vist en lang række gavnlige virkninger af phytoøstrogener, som mindre risiko for svedeture, knogleskørhed, hjertekarsygdom, overvægt, diabetes, og visse kræftsygdomme. Drik rødkløverte, tag dråber med humleekstrakt og brug krydderier i maden, som sort kardemomme, grøn kardemomme, gurkemeje, oregano og timian. Brug yamsrodsmel i sovse, stuvninger, brød, grød og ovnbagte retter.

Sødmælk: Drik varm sødmælk. Ifølge undersøgelser ved Harvard Universitet er det gavnligt for den kvindelige fertilitet at indtage fuldfede mælkeprodukter. Og det er ikke skadeligt med mættet fedt, som man før hen troede. En dansk undersøgelse fra KU's Institut for Idræt og Ernæring med 458 deltagere viser, at nogle typer mættet fedt kan være sundt. Befolkningsstudier viser, at indtagelse af mejeriprodukter er forbundet med en nedsat risiko for hjertekarsygdom og type-2 diabetes.

Smør: Smør indeholder – som en af meget få fødevarer – vitamin K2, som styrker knogletætheden og mindsker risikoen for forkalkning i hjerte-kar-systemet. (Læs mere om K" vitamin i Kapitel 12, under sarte knogler). Smør har et højt indhold af vitamin A og E, som er virksomme antioxidanter. Forskning fra Japan og Indien tyder på, at klaret smør ikke ændrer på forholdet mellem total kolesterol og HDL, og kan være med til at styrke hjerte-kar-systemet og beskytte mod visse former for kræft. Laktoseintolerante og mælkeintolerante i det hele taget kan som regel godt tåle klaret smør, da klaringsprocessen fjerner sukkerstoffer (som laktose) samt proteiner (som casein).

Spis bladgrønt: Indtag i stedet fødevarer der har en afkølende virkning på kroppen, som agurker, squash, asparges, grøn salat, grønkål, artiskokker, vandmelon, og pærer. Se mere i Kapitel 1, under hedestigninger.

Tropemad: Ifølge ayurvedisk teori virker følgende tropiske fødevarer generelt afbalancerende på den kvindelige hormonbalance: Papaya, sesamfrø, avocado, aubergine, og kokosprodukter som kokosmel, kokosmælk, kokossirup og kokossukker.

Undgå soja: En stor review-undersøgelse fra Malaysia har gennemgået både kliniske og eksperimentelle undersøgelser omkring sojaprotein. Undersøgelsen viste, at selv om sojaprotein indeholder phytoøstrogener kan sojaprotein have toksiske virkninger, som hormonelle ubalancer, og øger risikoen for visse typer af kræftsygdom samt have en negativ virkning på de indre organer.

Undgå salt: Salt kan ifølge ayurvedisk teori føre til væskeophobninger, poser under øjnene, træthed, samt øge varmen i kroppen. Tænk bare på at hvis man strør salt i et sår, giver det en brændende fornemmelse. For kvinder i overgangsfasen er det bedst at undvære salt helt, hvis man kan klare det rent psykisk. Hvis du ikke kan undvære salt, så spis salt fra klipper eller sten, da det er mildere end havsalt. Det fås som himalayasalt, stensalt, og klippesalt. Desuden findes der sort salt, som i virkeligheden er gråligt. Det afbalancerer hele kroppen. Fås i indvandrerbutikker eller indiske butikker under navnet *kala namak*.

Undgå for meget gær: Spis fladbrød uden gær, når det er muligt. Gær kan få indholdet i tyktarmen til at hæve op, så man bliver oppustet. Prøv norske lomper, som er fladbrød uden gær, med byg og kartofler.

Undgå syre: Syre kan ifølge ayurvedisk teori øge varmen i kroppen. For kvinder i overgangsfasen kan det lindre symptomerne at undvære syre helt. Undgå umodne sure frugter, citrusfrugter, sort kaffe uden mælk, eddike, og eddikeholdig mad som oliven i eddikelage, ketchup, sennep, samt syltede grøntsager som artiskokker på dåse, syltede agurker, asier, rødkål, mangochutney, og surkål.

Undgå stærke krydderier: I det hele taget er det bedst at undgå fødevarer, der kan skabe varme i kroppen. Undgå stærke krydderier, især chili, paprika, cayenne og sort peber.

༄   Opskrifter til Kvindekostplanen

Opskrift på klaret smør
Smelt en pakke usaltet økologisk smør i en tykbundet gryde over lav varme. Snart vil smørret skille sig ud i to faser: Foroven bliver smørret lyst gyldent, og forneden kommer der et hvidligt grynet bundfald (som består af protein og sukkerstoffer, som kaseinprotein og laktose). Når det hvide bundfald er lige ved at blive ganske svagt gyldent, er det færdigt. Det må ikke blive brunligt eller branket. Hæld det klarede smør gennem et stykke køkkenrulle eller osteklæde i en si, så bundfaldet bliver tilbage i gryden og kan smides ud i affaldsposen. Brug klaret smør til bagning og stegning, på brød, i grød og i andre former for madlavning.

Opskrift på hormonvenlig kryddermælk
Kogt varm mælk med klaret smør og julekrydderier kan være med til at skabe hormonel balance. Ifølge forksning ved Harvadr Universitet, gavner de fuldfede mælkeprodukter (med naturligt fedtindhold) kvindens hormonbalance, og krydderierne indeholder en række planteøstrogener. Derudover nærer sødmælk hele kroppen og fjerner trangen til kager og usundt slik.

2 dl økologisk, uhomogeniseret sødmælk
1/4 tsk klaret smør
1 tsk. uraffineret økologisk kokossukker eller kokossirup (se produktguiden bag i bogen)
¼ tsk. af et eller flere af følgende julekrydderier: Sort kardemomme, grøn kardemomme, vanilje, gurkemeje, ingefær, nelliker, saffron, anis, eller kanel.

Varm det hele i en gryde, indtil det løfter sig i gryden. Hæld det i et krus, lad det køle lidt ned, og nyd det om morgenen, eller som mellemmåltid om eftermiddagen eller før sengetid. Hvis du ikke så godt tåler mælk, kan du lave en blanding af fløde og vand, eller en blanding af sødmælk og vand.

Den kogte varme mælk med krydderier bør indtages separat med 1-2 timers afstand til andre måltider, da mælk bliver sværere at fordøje og nedbryde, hvis det blandes med og indtages sammen med andre fødevarer. Læs mere om mælk i Kapitel 12, under knogler.

Opskrift på lomper (norske fladbrød)

1 kg kartofler
1 tsk. salt
2-3 dl bygmel

Kartoflerne koges med skræl på, derpå pilles de og moses sammen med 1 tsk. salt. Tilsæt 2-3 dl bygmel. Jo mindre mel der bruges, jo bedre bliver lomperne. Del dejen op i 12-14 dele, som rulles ud til runde skiver, ca. 20 cm i diameter (brug gerne et tortillajern). Steg lomperne på en tør stegepande eller på en plade i ovnen, til de er lyse, men med enkelte brune pletter. Læg lomperne i en stabel, og dæk dem med et rent viskestykke.

Opskrift på frugtmos

Vælg tre eller flere af følgende frugter:
Fem mørke abrikoser, en håndfuld rosiner, fem figner, fem dadler, fem svesker, en pære, et æble
Skær frugterne i små stykker og læg dem i en gryde
Hæld 2,5 dl vand over.
Tilsæt 1/4 tsk. klaret smør.
Tilsæt 1/4 tsk. af en eller flere af følgende krydderier:
Gurkemeje, kardemomme, kanel og/eller ingefær.
Det hele koges i 10 minutter. Derpå blendes det.
Tilsæt fem spsk. friske blåbær (eller friske solbær, ribs, stikkelsbær, hindbær, brombær, tranebær), og en banan i små stykker.
Serveres sammen med dagens varme hovedmåltid, gerne til frokost.

Opskrift på humus

Skyl 500 g (4 dl) kikærter og læg dem i blød i et døgn
Skift vandet og kog dem i en time
Tilsæt derpå:
4 spsk kæmpenatlysolie
Saften af ½ citron
3 spsk. sesamfrø
2 tsk. spidskommen
 ½ tsk. salt
1 dl. vand

Blend det hele til en konsistens af tyk mos
Hæld lidt vand i, hvis den er for tyk og tør
Brug humus som pålæg eller som tilbehør til andre retter

Opskrift på hjemmelavet sødmælksost på fem minutter (Paneer)
Osten er rig på sunde fedtstoffer og proteiner og giver tilmed valle i overskud, som er rigt på de sunde proteiner og allerbedst frisklavet og varmt.

1 liter sødmælk koges, til den løfter sig i gryden
Tilsæt 1/3 l tykmælk eller ymer
Lad det stå på kogepladen et par minutter ved samme varme
Pas på, at det hverken bliver for løst eller for fast – det er lidt af en kunst at tage gryden af blusset i det rigtige øjeblik. Hæld det hele gennem en si eller et dørslag
Væsken, der løber fra, kaldes for valle og er sund at drikke frisk og varm
Den faste masse, der bliver tilbage, kaldes for paneer
Spis gerne osten varm på rugbrød eller sammen med en varm frokostret

Opskrift på proteinbombe (velsmagende sammenkogt ret lavet på ca. 20 minutter).
Find opskriften i Kapitel 11, om proteiner til musklerne.

✂ Kvindekostplanens principper
Und dig selv et frisklavet, varmt og nærende måltid mindst en gang i døgnet.

Spis dagens hovedmåltid midt på dagen
Begynd at unde dig selv det, man i gamle dage kaldte middagsmad. Læg gerne dagens største og vigtigste måltid om morgenen til frokost, for det er her, du er i fuld gang og har brug for maksimal næring. Ifølge ayurvedisk teori er fordøjelseskapaciteten størst midt på dagen og mindre om aftenen. Derfor er det bedst med hovedmåltidet til frokost.

Hovedmåltidet bør være varmt, frisklavet og nærende og indeholde proteiner, fedtstoffer, vitaminer, mineraler, sporstoffer, fibre og væske. Alle disse næringsstoffer får du ved at komponere måltidet ved hjælp af de letfordøjelige fødevarer fra følgende fødevaregrupper: Bælgfrugter (bønner, ærter og linser), grøntsager, friske krydderurter, spirer, frugtmos, mælkeprodukter (fløde, yoghurt, feta eller smøreost, men ikke mælk), fuldkornsprodukter (kogte hele korn, pasta, brød - gerne fladbrød, madpandekager), frø, kerner og nødder (langtidsristede eller kogt med), krydderier, kokosolie, smør (eller klaret smør), oliven, avocado, samt planteolie, som hørfrøolie. Lav en dressing til den grønne salat af hørfrøolie, kæmpenatlysolie og nigella sativa olie, i forholdet 2:2:1.

Undgå store måltider og alkohol om aftenen
Det er først og fremmest vigtigt at undgå store middage og/eller alkohol om aftenen. Mange kvinder oplever, at hedestigninger og svedeture er værst om natten, hvor de vågner op badet i sved.
Det er bedst at undgå fødevarer, der kan belaste fordøjelsen og leveren, specielt om aftenen. Undgå eller begræns alkohol, kød, fisk og fjerkræ, undgå friturestegt mad, tilsætningsstoffer (kemikalier), undgå højt raffinerede produkter som hvidt sukker og hvidt mel. Indtag i stedet krydderier og krydderurter, som styrker fordøjelsen.

Spis mindre om aftenen

Er du begyndt at døje med overvægt, er det bedste, du kan gøre, at spise mindre om aftenen. Indfør en ny vane, hvor du hver aften eller et par aftener om ugen erstatter aftensmaden med en lille skål varm tomatsuppe eller mælk kogt med hormonvenlige krydderier som kardemomme, ingefær, kanel, gurkemeje og nelliker. Sådan en minimal aftensmad kræver, at du sørger for at få dagens hovedmåltid med alle næringsstoffer til frokost.

Spis et solidt morgenmåltid

Det er også vigtigt med et godt, solidt morgenmåltid med alle næringsstoffer, da kroppen jo begynder at fungere, straks man er vågen, og har brug for næring med det samme. Præcis som man må hælde benzin på bilen, før man kører. Men mange kvinder oplever, at de ikke har nogen appetit om morgenen. Det skyldes som regel, at man har spist for meget aftenen før. Det bedste for fordøjelsen – og dermed din slanke linje og din energi – er at spise mindre og lettere fordøjelig mad om aftenen samt lægge aftensmåltidet tidligt, så du kan nå at fordøje og forbrænde maden inden sengetid og vågne næste morgen frisk, glad, fyldt med energi og rigtig sulten.

Sid ned og spis

Du gør din fordøjelse, lever og slanke linje en stor tjeneste, hvis du undgår at spise, mens du står op, går omkring eller kører i bil eller på cykel. På samme måde er det bedst, at du undgår at spise, mens du er i gang med andre ting som at tale i telefon, skrive sms'er, surfe på nettet, se tv eller høre radio. Når du er i gang med andre aktiviteter, træder det sympatiske nervesystem i funktion og sætter fordøjelsen på standby.

Nyd maden i fred og ro

Sørg for, at der er ro og fred omkring madlavningen og god tid og behagelig stemning under måltiderne. Konflikter og genvordigheder skal løses andre steder end omkring middagsbordet. Det er sundest for fordøjelsen, at du vænner dig til at falde til ro, inden du spiser, og at du sidder ned og spiser.

Når du falder til ro, træder det parasympatiske nervesystem i kraft og begynder at aktivere hele fordøjelsesprocessen. Prøv at lukke øjnene et øjeblik (10-15 sekunder), inden du spiser.

Bordbøn

Bordbønnen fra gamle dage var dybest set helsebringende. Den bragte nervesystemet i ro og kickstartede på den måde hele fordøjelsessystemet. Læs mere om nervesystemet i Kapitel 1.

Varm mad og drikke er ifølge ayurvedisk teori befordrende for fordøjelsen, stofskiftet og nedbrydningen af restprodukter. Hvis du ikke har mulighed for at få noget varmt, er det næstbedste stuetempereret mad og drikke. Kold mad og drikke svækker fordøjelseskapaciteten.

Spis frisklavet mad, dvs. hjemmelavet mad.

Køb økologisk mad og drikke i den udstrækning, det er muligt.

ഇ   Effektive kure for fordøjelsen

Der findes en lang række forskellige kure inden for ayurveda, hvor den mest effektive kur kaldes for Panchakarma. Kurene genopretter balancen i celler, væv og organsystemer. Mange kvinder, der har taget Ayurvediske kure, fortæller om en klar bedring af overgangsfasens symptomer, samtidigt med større velvære. Kurene bør man ikke tage på egen hånd, for hvis de ikke udføres korrekt, kan de føre til flere ubalancer, end de fjerner. Det er bedst at tage en kur i samråd med en uddannet sundhedsvejleder.

Ayurvediske kure (Panchakarma)
* Er en dybdegående systematisk velværekur, som ifølge ayurvedisk teori fornyer og styrker kroppen. Panchakarma kan være en god løsning, hvis en ubalance er dybt rodfæstet.
* Flere undersøgelser har dokumenteret, at panchakarma fjerner miljøgifte fra kroppen. Desuden har forskning vist en nedgang i kolesterol, mere energi og velvære samt bedre søvn og fordøjelse.
* Består af en forkur, en hovedkur og en efterkur. Man kan vælge at tage forkuren (en uge) og efterkuren (op til 40 dage) derhjemme, så man får mest muligt ud af opholdet. Forkur og efterkur er en periode, hvor man spiser og drikker efter bestemte forskrifter. Det er ikke en faste. Hovedkuren består af oliebehandlinger som massage med olie, varmebehandlinger, vandbade, øjenbehandlinger, ørebehandlinger, ansigtsbehandlinger, samt hudbehandlinger - alt sammen i en bestemt rækkefølge med en nøje afstemt plan for mad og drikke.
* Kan tages i Europa eller Indien.

Tarmskylninger er kun for et fåtal
Kun ganske få kvinder har gavn af tarmskylninger (colon hydroterapi), som er en gennemskylning af tarmsystemet med vand. Det virker på kort sigt befriende, fordi det giver en lethedsfølelse i kroppen at slippe af med tarmindholdet. Men samtidig virker vand udtørrende på slimhinden i hele mavetarmsystemet. Når slimhinden er tør, kan det føre til en mere træg fordøjelse, da affaldsprodukterne så ikke længere kan glide let gennem fordøjelseskanalen. Tarmskylninger med vand kan med andre ord forværre problemet for de fleste.
Der findes ayurvediske skylninger af tyktarmen med olie, som er langt mere effektive end dem med vand, fordi de ikke bare virker udrensende, men også styrkende og vævsopbyggende, samtidig med at de kan lindre forstoppelse, søvnproblemer, nervøsitet, uro og stress. Husk: Du bør ikke forsøge dig med tarmskylninger med olie på egen hånd, men konsultere en sundhedskonsulent.

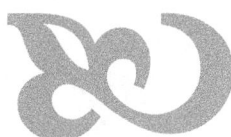

Lene Siel

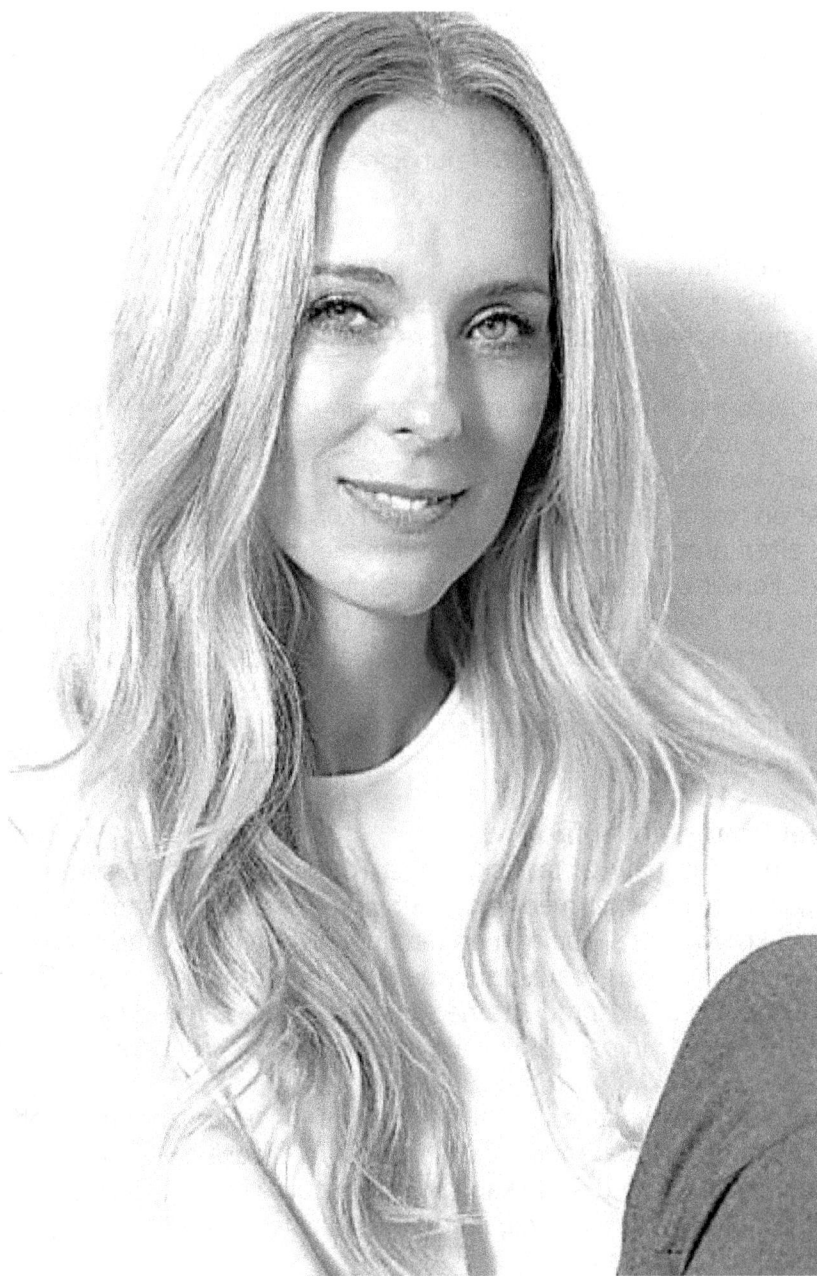

Lene Siel, født 1968, gift og mor til tre børn, sangerinde:

ഔ Lene Siel følte sig træt og energiforladt

Lene kom i konsultation, fordi hun havde mavesmerter, der skyldtes for meget syre i maven og kroppen. Mavesyren var hendes væsentligste problem. Derudover følte hun sig træt og energiforladt. Pulslæsningen viste, at Lene er født med en kropstype, der har tendens til syredannelse. Det kan forværres af stress og for meget arbejde. Der kan også være tendens til syredannelse andre steder i kroppen med smerter i muskler og led som følge. Hun fik anbefalet et basedannende mineraltilskud samt at falde til ro før, under og efter spisetid. Allerede da hun kom anden gang, var mavesmerterne væk, og energien var vendt tilbage.

Høj energi og høj forbrænding

Lenes kropstype er kendetegnet ved en høj forbrænding, en næsten hyperaktiv lever, en glubende appetit og en hurtig fordøjelse. Når denne kropstype er i balance, giver det sig udslag i stor livsglæde, stor appetit, hurtig forbrænding og enorm energi, effektivitet og målrettethed. Hun er et 1-2-3-menneske. Så maler hun lige stuen, så skriver hun lige en sang, så inviterer hun lige 20 gæster.

Når denne kropstype er ude af balance, brænder dens energi hurtigt ud. Lige nu er Lenes krop ude af balance, og det giver en tendens til overproduktion af syre. Det sætter sig i hele kroppen, og det er primært syredannelsen, der giver smerter i muskler, led og mave, irritation i slimhinderne og træthed.

De hormonelle forandringer starter lige så stille ved 35-års-alderen. At Lene de sidste par år har været generet af træthed og ledsmerter, skyldes netop de hormonelle forandringer.

Jeg er klar til en kursændring, der kan give mig energien tilbage

"Jeg føler, jeg står i et vadested lige nu. Jeg har født tre børn, og jeg kan mærke, at min krop trænger til nogle forandringer nu. Jeg har smerter i leddene, især i ryggen og knæene, og jeg døjer generelt med mavesmerter. Jeg er træt! Førhen kunne jeg overskue *alt* og klare alt, det kan jeg ikke længere. Jeg har også af og til en irritation i halsen, som jeg ikke tidligere har haft, og jeg rammes ofte af halskatar. Den her træthed og tilstand har jeg været i de sidste tre år, og det går mig på, fordi jeg ved, at det ikke er min natur at have det sådan. Så for mig er dette virkelig en chance for at komme tilbage til den, jeg er, og genvinde mit overskud og min energi. Jeg er fuldstændig klar til en kursændring. Nu!"

Nye kostvaner og mere ro omkring måltiderne

- Læg dig ned på din venstre side og hvil dig 5-20 minutter efter måltidet. Det giver en mekanisk påvirkning af mavesækken, og desuden falder der ro over spiserøret, mavesækken og tarmene. Det vil dels fremme fordøjelsen, dels hæmme syredannelsen. Det er det vigtigste råd til dig.
- Undgå så vidt muligt at arbejde eller være vågen om natten. Prøv, om du kan komme i seng senest klokken 22.
- Undgå at spise eller drikke, mens du står op, går, cykler eller kører. Gå på toilettet før måltidet, så er der mere ro i kroppen. Sid ned, når du skal spise. Sørg for ro og behagelig stemning omkring bordet. Sluk tv, musik, computere og mobiler før måltidet. Undlad at arbejde eller læse, mens du spiser. Spis ikke for hurtigt, men heller ikke for langsomt. Bliv siddende og hyg dig en kort stund efter måltidet frem for at rejse dig med det samme og rydde af eller andet.

- Gode fødevarer for dig: Fuldkornsprodukter, spelt, brune ris, græskar, squash, bitre agurker, avocado, bælgfrugter, ærter, grønne bønner, gule mungbønner, frisk koriander, alle grønne krydderier, gurkemeje, spidskommen, fløde, klaret smør, sødmælk, granatæble, modne pærer, mango, dadler, banan, sharonfrugt, urtevand (vand kogt med friske grønne krydderurter, især pebermynte er godt for dig), varmt risvand, grød kogt på sødmælk, kartoffelmos, bagte kartofler.
- Undgå så vidt muligt: Stærke krydderier, rå gulerødder, rå blomkål, rå rødbeder, syltede grøntsager, alkohol, kold mad og drikke, gamle oste, frituremad, kød, fisk, fjerkræ, umodne frugter, dåsemad, vindruer, gule juicer, eddike, ketchup, sennep, gæret mad, sort kaffe, hvidt sukker, passiv rygning.
- Den bedste morgenmad for dig vil være et glas kogt varm mælk med 1 tsk. klaret smør, kardemomme, ingefær, gurkemeje, kanel og vanilje. Vent derefter 2 timer, før du spiser anden morgenmad.
- Vær varmt klædt på. Det er vigtigt, at du ikke fryser.
- Følg en 7-dages ayurvedisk kur.

Jeg har fået mere energi og overskud

"Jeg er midt i en stram turné, og normalt tager det noget på mig, men jeg kan mærke, at det er gået meget lettere, end det plejer. Jeg har mere overskud, den gamle træthed er væk, og jeg har slet ikke ondt i maven mere. Jeg er fornuftig med maden. Jeg har skåret meget ned på kaffen, og jeg ligger ned på venstre side efter de fleste af hovedmåltiderne, medmindre børnene kræver mig. Det er ikke altid, det er muligt bare at lægge sig. Men jeg kan mærke, at det hjælper, når jeg gør det!

Jeg er normalt en kødspiser, men jeg har skippet det røde kød og pålæg og holder mig til en lille smule kylling og rejer. Jeg har slet ikke lyst til svinekød eller oksekød mere. Og nu kan jeg godt have dage, hvor jeg slet ikke spiser kød. Det havde jeg aldrig troet ville ske for mig, men jeg har opdaget, at det falder mig naturligt. At jeg slet ikke har brug det. Det er mere smagen, jeg har svært ved at give slip på.

Jeg elsker den varme morgenmælk

Den varme morgenmælk er jeg nærmest blevet afhængig af. Det fungerer virkelig godt for mig. Det er en god, rolig og lindrende måde at begynde dagen på. Når jeg starter dagen med den varme mælk, så er linjen ligesom lagt, og det er nemmere for mig at holde fast i de gode kostvaner resten af dagen. Tidligere, da der var meget syre i kroppen, var jeg altid vildt sulten om aftenen. Det er jeg slet ikke mere på den måde. Jeg kan styre det, og det betyder også, at jeg føler mig mere frisk om morgenen, fordi jeg ikke har spist en hel masse lige inden sengetid. Jeg har nemmere ved at komme op og er ikke så træt som før.

Det her handler jo også om min karriere. Jeg har tidligere haft dage, hvor jeg ikke kunne synge, fordi jeg havde så meget syre i kroppen, at det gik ud over min stemme.

Jeg er forbavset over, at så få ændringer i mine vaner har så stor effekt. Det er meget motiverende for mig, for det må jo betyde, at der ligger meget mere godt og venter, i takt med at jeg får implementeret rådene. For mig er alt dette meget nyt. Det er nærmest en øjenåbner for mig. Tidligere var jeg ikke bevidst om min kost og livsstil, men det er jeg langsomt ved at blive. Førhen drak jeg bare kaffe. Nu mærker jeg efter, og hvis jeg tager en kop, er det tydeligt, at det ikke er godt for maven. Men det tager tid for mig. Jeg følger ikke alle rådene endnu, for hver eneste lille ændring tager flere uger for mig. Til gengæld er jeg vedholdende."

9. SOVEMÆRKER OG POSER UNDER ØJNENE? SÅDAN HOLDER DU DRÆNINGEN I ORDEN

Væskeophobninger er en af overgangsfasens mest udbredte gener. Faktisk er det meget ofte væskeophobning, der er årsagen til overvægt i denne livsfase, men sådan behøver det ikke at være. Du behøver ikke at leve med poser under øjnene, hævede fødder i skoene eller sovemærker på hele kroppen! Læs her, hvordan du holder **lymfe- og urinvejssystemet** smidigt, sundt og velfungerende.

❧ Lynguide: Hævede fødder, poser under øjnene, sovemærker, vægtøgning, væskeansamlinger, blærebetændelse ❧

- Start hver dag med at drikke 5 dl stuetempereret vand.
- Drik varm kryddermælk hver morgen i en måned som morgenmad.
- Udfør 15 minutters yoga hver eftermiddag.
- Drik ½ liter bygvand om formiddagen i 3 måneder.
- Undgå iskolde væsker, drik i stedet varme væsker.

Lymfen dræner væske væk fra vævene

De hormonelle forandringer påvirker både dit lymfesystem og dit urinvejssystem. Ændringerne i dit hormonspejl kan betyde, at dit lymfesystem bliver mindre effektivt til at dræne overskydende væske væk fra vævene og tilbage i blodbanen. Det kan give ophobning af væske i anklerne, fødderne, omkring håndleddene, i hænderne, fingrene og i ansigtet. Det giver også typisk en følelse af at være tung og oppustet.

Lymfesystemet er kroppens VVS-system

Lymfesystemet er et helt system for sig. Det ligner hjerte-kar-systemet og ligger faktisk også parallelt med hjerte-kar-systemet. Der findes altså lymfekar og lymfebaner, ligesom der findes blodkar og blodbaner.

I lymfekarrene findes der glatte muskelceller, som trækker sig sammen i langsomme rytmer og derved fører lymfevæsken op til et område omkring det venstre nøgleben, hvor lymfevæsken strømmer over i venesystemet. Gennem venerne føres indholdet fra lymfevæsken derpå videre til leveren, hvor det hele bliver renset, og hvorfra nedbrydningsprodukterne udskilles gennem urin eller afføring.
Hvor hjerte-kar-systemet gennemstrømmes af rødt blod, er der klar og gennemsigtig lymfevæske i hele lymfesystemet. Hvis der går hul på en vabel, vil der flyde lidt klar væske ud. Det er lymfevæske, som er kroppens rensevæske.

Hele lymfesystemet er kroppens vvs- og renovationssystem, der dræner væske og fjerner fremmedlegemer, nedbrudte bakterier, gamle udslidte celler og nedbrydningsprodukter fra celler og væv og ud i blodbanen, hvor det alt sammen bliver udskilt gennem slim, sved, urin og afføring. Derfor er det vigtigt, at dit lymfesystem fungerer optimalt.

De hormonelle forandringer påvirker også urinvejssystemet
Væskeophobninger er et problem, som mange kvinder døjer med i overgangsfasen, specielt i perioden omkring den sidste menstruation. Ikke kun lymfesystemet kan være årsag til hævede ankler, poser under øjnene, sovemærker og andre tegn på væskeophobninger i kroppen. Væskeansamlinger kan også skyldes problemer med nyrefunktionen eller hjertet.

❖ **Test dig selv: Har du væske i kroppen?**

Kan du svare ja på et eller flere af spørgsmålene her, så har du overskydende væske i kroppen og vil have gavn af de råd, der følger på siderne her. Men du bør også gå til læge for at udelukke andre årsager, hvis du generes af væskeophobninger.
- Er dine sko blevet sværere at få på eller af, eller er de for blevet små?
- Har du lagt mærke til væskeansamlinger omkring anklerne, som er der hele dagen?
- Er dine fingerringe blevet sværere at få af eller på?
- Kommer der mærker på håndleddet efter dit ur, eller skal du flytte ur og armbånd lidt længere ned mod håndleddet?
- Føler du dig tung, så du har sværere ved at bevæge dig?
- Har du poser under øjnene?
- Er du hævet i øjenomgivelserne, når du vågner om morgenen?
- Tager du på i vægt, bare du drikker et glas vand?
- Får du sovemærker?
- Tryk med din pegefinger på huden et par steder på kroppen, fx på armen eller låret. Efterlader trykket en lille fordybning, der bliver i huden et stykke tid? Så er det ikke fedt, men væske.

ಐ **Styrk dit lymfesystem –
det holder dig ren og slank**

Lymfesystemet er som før nævnt kroppens renovationssystem, der dræner fremmedlegemer, udslidte celler og andre nedbrydningsprodukter væk fra kroppen. Derfor er det vigtigt for dit velbefindende og din slanke linje, at lymfedrænagen fungerer. Se her, hvordan du styrker lymfesystemet.

Yoga og massage stimulerer lymfedrænagen
De fleste yogaøvelser styrker kredsløbet, og visse yogaøvelser har en direkte stimulerende virkning specifikt på lymfekredsløbet. Det gælder de omvendte yogastillinger, og især skulderstanden (hvor ben og underkrop er opad over hjertehøjde). Når man står eller sidder ned det meste af dagen, kan blod og lymfe hobe sig op i underkrop og ben. Alle omvendte yogastillinger gør, at blod og lymfe kommer tilbage fra underkroppen, og hjertet bliver aflastet. Meld dig på et hold og lær de grundlæggende yogaøvelser. Derefter kan du udføre dem hjemme. 15 minutter om dagen gør en stor forskel. Lav dit eget lille program om eftermiddagen, efter at du har siddet, stået eller gået det meste af dagen, og væsken har samlet sig i ben og underkrop. Det er en stor hjælp til at føre væsken tilbage og ud af kroppen. Mange undersøgelser har dokumenteret yogaens gavnlige virkninger for krop og sind.

Også tørmassage og peelingmassage afspænder og løsner spændinger i musklerne og åbner samtidig blokerede lymfekar. Hele kredsløbet, også lymfekredsløbet, stimuleres, så ophobet væske transporteres ud af kroppen. Læs om tørmassage og peelingmassage i Kapitel 3, under hudpleje.

Drik varme væsker og undgå iskolde drikke

- Start altid dagen, straks du vågner, med at drikke 5 dl rent vand, som har stuetemperatur.
- Drik kryddermælk: Nyd den varme drik! Ifølge ayurvedisk teori aktiverer denne drik lymfesystemets mekanismer til at dræne ophobet væske ud af kroppen. Den varme kryddermælk kan fungere som et tidligt morgenmåltid i en periode, fordi mælken indeholder både proteiner og fedtstoffer samt en lang række vitaminer, mineraler og sporstoffer. Hvis du har et trægt lymfesystem og døjer med væskeophobninger, kan du tage den varme kryddermælk hver morgen i en måned, og herpå en gang om ugen i 6 måneder. Se opskrift i Kapitel 8, der handler om fordøjelse og kost.
- En halv time efter bør du drikke 2-3 dl kogt varmt vand.
- Vent nu 2-3 timer, før du spiser din rigtige morgenmad, brunch eller frokost.
- Drik enten kogt varmt vand eller kogt vand, der har stuetemperatur, imellem måltiderne.

Gå en tur i den friske luft

Luften i det fri er rig på ilt. Iltning af blodet giver en større iltning af celler og væv, som igen giver mere energi til hele organismen og styrker hele kredsløbet generelt og dermed også gennemstrømningen af lymfe. Det er forklaringen på, at en rask gåtur i frisk luft er noget af det mest velgørende, du kan gøre for dig selv.

I det hele taget aktiverer alle former for bevægelse og motion kredsløbet og lymfedrænagen. Når musklerne arbejder, sætter det gang i hele kredsløbet, kroppen bliver varm, og alle de små blod- og lymfekar udvider sig, så blod og lymfevæske kan strømme bedre. Bevæg dig mindst en halv time hver dag og gerne mere.

Spis lymfevenligt

- Undgå at indtage fødevarer, der belaster lymfesystemet, dvs. tungt fordøjelige fødevarer. Nøjagtigt som du kan skåne dit afløb i vasken ved at undgå at hælde alt muligt i det, som kan stoppe eller belaste det, som store mængder af stegefedt.
- Ifølge ayurvedisk teori giver vanskeligt nedbrydelige fødevarer mere arbejde til - ikke bare fordøjelsessystemet - men også til lymfesystemet. Det kræver mere at nedbryde kemikalier og fabriksproducerede fødevarer end naturlige fødevarer, præcis som det kræver mere af naturen at nedbryde en plastikpose end et æbleskrog. Se listen over let- og tungt-fordøjelig mad i Kapitel 8, der handler om fordøjelse og kost.
- Skær ned på salt. Salt binder væske i kroppen, så undgå at spise for meget salt.
- Spis fødevarer, der indeholder kalium. Kalium er et cellesalt, der modvirker væskeophobning, fordi kalium hjælper med at udskille overskydende natrium, som kan binde væske. Der er meget kalium i tang, koriander, dild, fennikel, karry, figner, yams og kikærter. Den anbefalede daglige tilførsel af kalium er 3,1 gram. Det svarer til en lille knivspids tang, dild, fennikelfrø eller karry.

Lad lymfesystemet rense ud, mens du sover
Sørg for en god nattesøvn. Årsagen er, at lymfesystemet ifølge ayurvedisk teori arbejder om natten, forudsat at du ligger i din seng og sover. Lymfesystemet aktiveres om natten i tidsrummet 22-02, og derfor er det en rigtig god idé at sørge for at være faldet i søvn, inden klokken runder 22.

Overvægt kan skyldes væskeophobning

Oftest skyldes overvægt hos kvinder i denne fase af livet ikke fedt, men væske. Især i starten, hvor menstruationerne begynder at blive uregelmæssig eller ophøre, kan der komme væskeansamlinger, typisk ved anklerne, håndleddene eller omkring øjnene.
Mekanismen bag denne sammenhæng er endnu ikke fuldt ud klarlagt, men væskeansamlinger er som før nævnt en af de allermest typiske gener i denne fase af livet, og det skyldes formentlig, at de hormonelle forandringer også påvirker både lymfesystem, nyrer og hjerte. Væskeophobninger er et problem, som mange kvinder døjer med i tiden før menstruationsophøret.

෨   Sådan holder du kroppen fri for væske - og urinvejene farbare

Se her, hvordan du hjælper urinvejene ved hjælp af midler, som kan være med til at dræne væskeophobningerne væk. Mange vil opleve at tabe sig, fordi deres overvægt ikke kun var pga fedt, men overvejende bestod af væske.

Væske hjælper nyrerne
Du bør drikke 1½-2 liter væske i døgnet eller mere, hvis du sveder meget. Væske forebygger blærebetændelse, gavner og styrker nyrerne og hele organismen.

Skyl kroppen igennem fra morgenstunden

En halv liter vand om morgenen: Et enkelt, men virksomt råd er, som tidligere nævnt, at drikke en halv liter vand om morgenen, lige efter du er vågnet. Det skyller urinvejene igennem og hjælper med at skylle de nedbrydningsprodukter ud af kroppen, som kroppen har arbejdet med at opløse, nedbryde og mobilisere hele natten igennem.
Desuden bringer vandet nærende væske til celler og væv, der alle sammen har brug for væske – ligesom planter har brug for vand for at stå ranke og livskraftige med fyldige blade. Kroppens celler er fyldt med intracellulær væske, der holder cellen spændstig og smidig. Miljøet uden for cellerne er også fyldt med væske, kaldet ekstracellulær væske, som giver plads til, at cellerne kan bevæge sig og fungere frit.
Både den intracellulære og ekstracellulære væske fungerer desuden som transportmiddel for alle næringsstoffer, enzymer, hormoner og andre signalstoffer, og derfor giver det større sundhed til hele kroppen, når der er en udskiftning af frisk væske i løbet af døgnet. Specielt er det vigtigt at drikke rigeligt med væske fra morgenstunden, hvor der er gået mange timer, siden kroppen sidst fik væske. urtekaffe (typisk fremstillet af figner, cikorie, byg og dadler og derfor rig på protein og andre næringsstoffer, drikkes med mælk).

De sundeste drikkevarer: Drik urtete, vand, eller vand kogt med krydderier eller krydderurter, frugtsaft, grønsagssaft, varm mælk med krydderier, suppe og vand (enten kogt varmt vand eller vand, der har stuetemperatur). Drik også gerne urtekaffe (typisk fremstillet af figner, cikorie, byg og dadler og derfor rig på protein og andre næringsstoffer).

Drik mest om formiddagen: Væn dig til at få det meste af dagens væske om morgenen og om formiddagen. Det stimulerer nyrerne til at udskille affaldsprodukter og virker befordrende på fordøjelsen. Hvis du drikker store mængder væske sidst på dagen, risikerer du, at du skal op et par gange om natten.

Drik lunkent eller varmt: Iskolde væsker kan ifølge ayurvedisk teori svække fordøjelsen og føre til væskeophobninger. Drik stuetempereret vand eller kogt varmt vand i løbet af dagen og et lille glas kogt varmt vand til måltiderne. Læs om varmtvandsterapi i Kapitel 8, der handler om fordøjelse.

Begræns sodavand og cola: Sodavand og cola indeholder meget ofte hvidt sukker, kunstige sødemidler, konserveringsmidler, farvestoffer, smagsstoffer, kulsyre, sojaprodukter (lecitin, emulgator) og stimulanser som koffein eller lignende. Sodavand er syredannende og virker afkalkende på knogler og tænder. Cola er i den sammenhæng mest skadeligt.

Undgå light-drikkevarer: Light-drikkevarer indeholder kunstige sødemidler. Hvis du har lyst til en sodavand, er det bedre at vælge en rigtig sodavand med almindeligt sukker (gerne økologisk).

Begræns kaffe: Kaffe virker stimulerende, dehydrerende og syredannende. Når du nyder en kop, så er det bedst med caffelatte eller kaffe med sødmælk eller fløde.

Drik te: Både sort, grøn og hvid te indeholder koffein og virker stimulerende. Sort te er vanddrivende men garvesyren kan udtørre hud og slimhinder.

Drik rød te (rooibos): Er naturligt sød, men indeholder ikke koffein, og er derfor noget af det sundeste te, du kan drikke, fordi det også indeholder antioxidanter.

Begræns alkohol: Alkohol belaster leveren, som i forvejen er på overarbejde pga. de hormonelle forandringer.

Vælg vanddrivende fødevarer
Ifølge ayurvedisk teori virker følgende fødevarer vanddrivende, og hjælper urinvejssystemet: Friskrevet peberrod (½ tsk. om dagen), byg, radiser, kinaradiser og kålrabi.

Drik ½ liter bygvand om dagen
Hvis du har tilbagevendende problemer med blære eller urinveje, fx blærebetændelse eller ophobning af væske i kroppen, kan du drikke bygvand – omkring ½ liter om formiddagen i en periode på tre måneder eller i ugen op til menstruationen, hvis du stadig har menstruation.
Ifølge ayurvedisk teori virker bygvand udrensende på hele urinvejssystemet og samtidigt vanddrivende.

Opskrift på bygvand

Kog 6 dl vand med en håndfuld byg, ½ tsk. spidskommen, 1 knvsp. salt, 1 knvsp. peber og ¼ tsk. ingefær. Lad det koge i 20 minutter, si det, hæld det på termokande og drik det i løbet af dagen.

Byg er ifølge ayurvedisk teori den ypperste af alle kornsorter – og har en vanddrivende virkning. Derfor er byg en velegnet fødevare for kvinder 35+, fordi det hjælper mod overvægt og væskeophobninger.
Sådan kan byg indtages:

- I almindeligt brød som bygmel, sammen med grahamsmel og hvedemel.
- Som grød, kogt med enten vand eller mælk.
- I form af bygflager, kogt med i supper.
- I fladbrød med bygmel, vand og klaret smør.
- Som kogte ris ved at koge hele eller knækkede bygkorn og servere til grøntsager med linsesovs, ligesom man serverer kogte ris, eller laver risotto.

❧ Sådan tackler du blærebetændelse

Som tidligere nævnt oplever mange i overgangsfasen, at slimhinderne bliver mere tørre. Det gælder også slimhinderne i blæren, urinlederne, nyrerne og urinrøret. Tørheden kan give en øget tendens til blærebetændelse og problemer med at holde på vandet.
Hvis du har fået blærebetændelse, bør du først og fremmest gå til lægen.
Men du kan supplere behandlingen med mentolsalve (der indeholder mentol, kamfer og eukalyptus). Smør med salven omkring urinrøret efter hvert toiletbesøg. Sørg for god hygiejne, brug en vatpind hver gang. Dyp en vatpind i salvekrukken og dup salven omkring urinrøret.
Salven gør slimhinden i området både kold og varm. Prøv først med lidt salve på hånden, så du kan vænne dig til, hvordan det påvirker huden, inden du smører salven på den sarte slimhinde omkring urinrøret.
Gentag et par gange hver dag, umiddelbart efter du har ladet vandet, og inden du skal sove. Hvis du har tendens til at få blærebetændelse ofte, kan du bruge salven forebyggende om aftenen før sengetid, efter du har ladet vandet, to gange om ugen.

Få rigeligt med væske

Sørg derudover for at få rigeligt at drikke, helst varm væske eller væske, der har stuetemperatur. Undgå kold væske.
Drik et halvt glas tranebærsaft hver dag. Tabletter virker ikke så godt, da de ikke direkte er med til at skylle urinvejene igennem. Husk at lade vandet hyppigt og tømme blæren helt.

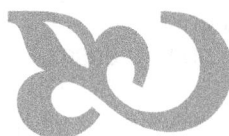

❖   Test dig selv - test din urin

Din urin afslører, om du er stresset
På apoteket kan du købe to slags urinstix. Den ene måler pH i urinen, den anden måler om der er bakterier, blod, sukker eller protein i urinen. Hvis målingen viser bakterier, blod, sukker eller protein, så søg læge.

Brug pH stix
PH-stix: Urinens pH bør ligge på omkring 7 eller højere. Hvis den er lavere, er urinen 'sur', og det kan være tegn på, at kroppen som helhed har en tendens til at danne mere syre. Og det er igen tegn på, at du er stresset, har for travlt, skal skynde dig for meget, er angst, urolig eller bekymret eller spiser og drikker usundt. Hvis målingen viser bakterier, blod, sukker eller protein, så søg læge.

Er din urin sur, dvs. under pH 7, har du brug for at tage den mere med ro:
- Hold mindst en ugentlig fridag.
- Sørg for pauser i løbet af dagen.
- Lad være med at prøve at nå alt for mange ting i løbet af dagen.
- Hvil om eftermiddagen efter arbejde.
- Gør, hvad du i øvrigt kan, for at reducere og håndtere stress i hverdagen.
- Læs mere om stresshåndtering i Kapitel 4, der handler om nervesystemet.
- Tag gerne et basedannende mineraltilskud (fås i Helsekosten). Opløs 1 tsk. i et glas vand, og drik et glas om morgenen og før sengetid.

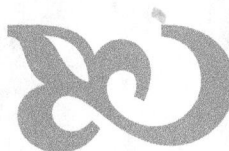

Anne-Grethe Bjarup Riis

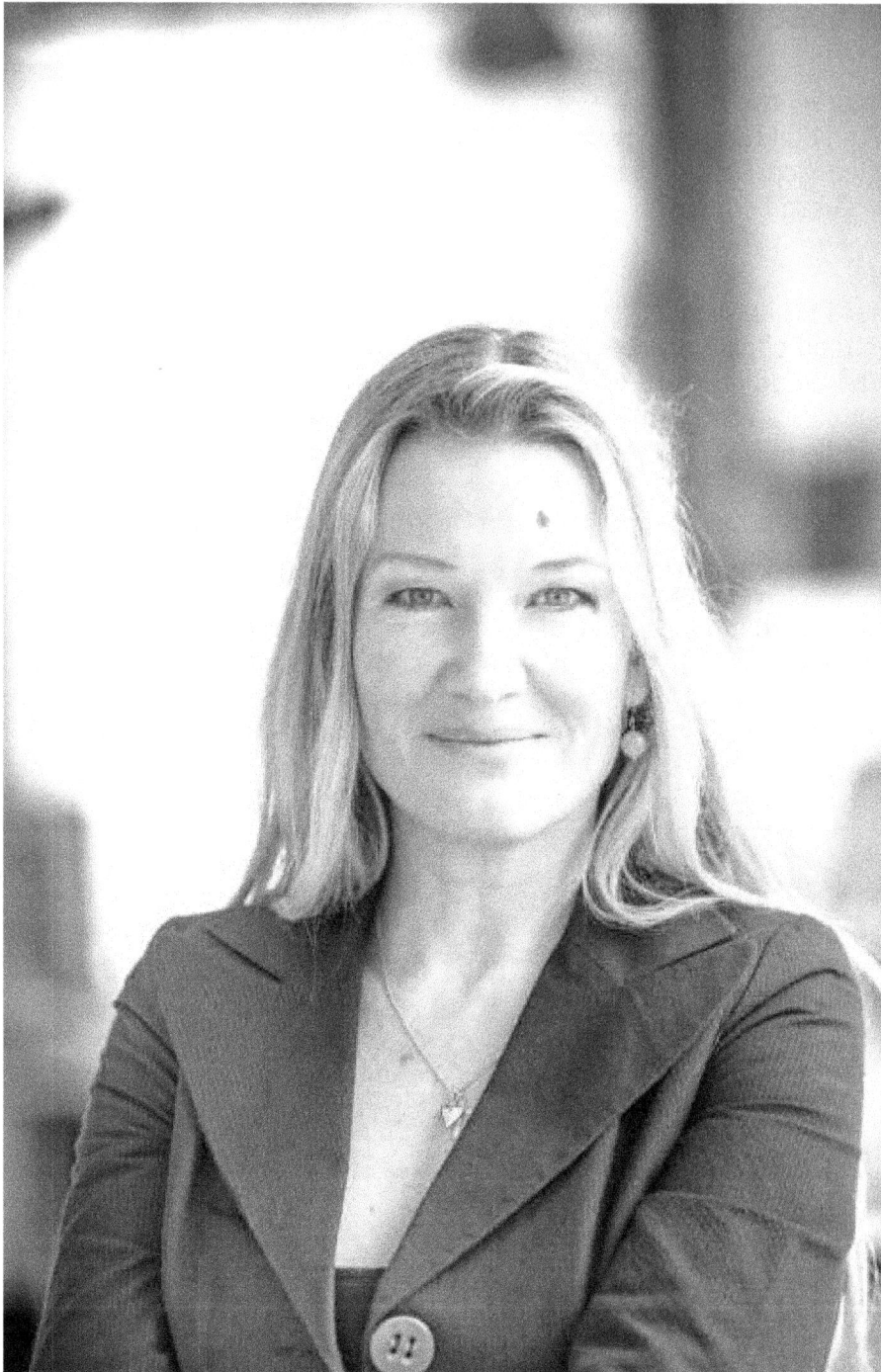

Anne-Grethe Bjarup Riis, født 1966, gift og mor til tre børn, skuespiller:

❧   Anne-Grethe Bjarup Riis var træt af væskeophobninger

Anne-Grethe har gennemført et forløb med velværekonsultationer. Hendes primære problem var, at hun tog nogle kilo på op til menstruation og døjede med væskeophobninger og en tunghedsfornemmelse i den periode. De vigtigste råd til Anne-Grethe var bygvand og frisk revet peberrod. Da hun kom anden gang, havde hun næsten tabt 800 gram op til menstruation, hvor hun før tog 2 kilo på i samme periode. Og da hun kom tredje gang, havde hun yderligere tabt sig 1,8 kilo.

Jeg bliver en smuk gammel dame på 120!

"Hvor meget energi jeg har på en skala fra 1 til 10? Jeg har meget krudt i numsen, så svaret må være 8-10. Jeg har ikke ondt nogen steder, jeg er ikke træt, jeg er ikke oppustet, jeg har ikke allergi, og der er ikke alvorlige sygdomme i vores familie. Jeg har aldrig spist en p-pille og tager ikke medicin, jeg vil ikke svine min krop til på den måde.
Jeg har en sund appetit og kan mærke, når jeg er mæt. Vi spiser hundrede procent økologisk hjemme hos os og nul sukker. Jeg ryger ikke. Men rødvinen! Jeg er en rødvinspige og får vin hver anden aften cirka. Jeg elsker også kaffe og drikker omkring 10 kopper om dagen.
Der er kun én ting: Jeg tager altid et par kilo på op til menstruation og har i den periode poser over øjnene om morgenen. Irriterende!"

Program til Anne-Grethe Bjarup Riis

Pulslæsningen viser, at du har en boblende livsglæde, et godt intellekt, en god skelneevne, du er effektiv og resultatorienteret, du har temperament, du er en ildsjæl, du kan virkelig ændre ting, din retfærdighedssans er stor, og du skaber som et springvand.
Du har en sund krop, et sundt blodtryk, du har et godt immunforsvar, din krop er god til at regenerere, du er stærk og bliver ikke invaderet af andre mennesker.

Væskeophobningerne:

* Begynd dagen med et stort glas rent vand. Det må ikke være iskoldt. Kog det evt. om aftenen og lad det stå fremme.
* Undgå at undertrykke kroppens behov som at lade vandet, gabe, sove, nyse, hoste og ræbe
* Undgå overdrevne aktiviteter og anstrengelser.
* Spis 1 spsk. friskrevet peberrod med citronsaft hver dag til frokost.
* Undgå salt, lakrids og drikkevarer med kulsyre.
* Drik bygvand: Kog en håndfuld byg i 6 dl vand med krydderier, si det og hæld det på termokande. Drik det hver dag i ugen op til din menstruation.
* Drik en kop gyldenris-te om morgenen på menstruationens første dag.

"Jeg tabte mig op til menstruation

Jeg plejer at tage 2 kilo på op til menstruation. Nu har jeg fulgt de gode råd og drukket bygvand og spist revet peberrod ... og jeg har tabt mig næsten 1 kilo op til menstruation. Det er imponerende! Bare ved at følge nogle enkle, naturlige råd.

Det er en gave at være over 40
Det har altid undret mig, når kvinder længes efter dengang, de var 18. Jeg synes, det er en gave at være over 40 og vide, hvem jeg er. Jeg har manden i mit liv og mine dejlige børn. Jeg er taknemmelig hver morgen for det og for mit helbred.
Jeg synes, at jeg er i balance og har det godt med mig selv og min familie. Jeg føler ikke, jeg mangler noget. Og jeg er overbevist om, at jeg bliver mindst 120.

Jeg holder mig i form
Jeg dyrker pilates og sjipning for at holde mig i form. Jeg kan da godt mærke, at der skal arbejdes mere på det, når nu jeg har det sådan, at jeg gerne vil holde cellulitis væk. Men jeg vil gerne være sund og gå foran som et godt eksempel for mine børn! Jeg gider ikke lade stå til.
I min branche er det ikke usædvanligt, at man bliver opfordret til ansigtskirurgi. Men nej! Jeg skal ikke skæres i! Jeg skal ikke se anderledes ud. Jeg skal ikke have farvet øjenbryn eller klippet håret af. Jeg befinder mig supergodt med den, jeg er, og kan i øvrigt sagtens gå til møde helt uden makeup. Så må folk glo lidt.

Jeg hviler i mig selv
Jeg hviler så meget i mig selv og har så meget tillid til mig selv, at min verden ikke kommer til at gå under, bare fordi der kommer en rynke. Et ansigt bliver jo bare smukkere af, at der kommer nye udtryk i det. Jeg ser mig selv blive en smuk gammel dame, der laver ting, til hun bliver 120!"

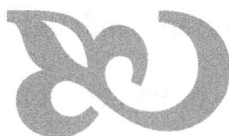

10. DE SIDSTE MENSTRUATIONER

De hormonelle forandringer påvirker hele dit **reproduktionssystem**, og især dine menstruationer, som kan blive uregelmæssige, kraftigere eller svagere.

✼ Lynguide: Ændringer i menstruationerne, menstruationsproblemer, præventionsspørgsmål ✐

Hvis du stadig har menstruation:
- Drik kogt varm mælk med krydderier, og spis grød kogt med mælk under menstruationen.
- Undgå indkøb, gæster, storvask, hovedrengøring, hårdt fysisk arbejde og andre former for anstrengelse under menstruationen.

Hvordan bliver menstruationerne, når de nærmer sig deres slutning?

Uregelmæssighederne i blødningsmønstret i overgangsfasen hænger sammen med, at ægløsningen en gang imellem udebliver. Nogle oplever, at blødningerne bliver hyppigere og kortere eller sjældnere og længerevarende, andre oplever kraftigere blødninger og andre igen svagere blødninger. Der er mange individuelle forskelle, men generelt vil de fleste kvinder sidst i 40'erne opleve, at deres menstruationer kommer med uregelmæssige intervaller og har forskellig varighed.

Gennemsnitsalderen for, hvornår man har den sidste menstruation (menopausen), er 51 år. Det sker altså for de fleste mellem 50 og 55 år, men for en del kvinder kan det ske allerede fra 39-års-alderen og helt op til 59-års-alderen.

Hvis du er i tvivl om du nærmer dig den sidste menstruation, eller du pletbløder mellem menstruationerne (som er tegn på en ubalance), bør du gå til egen læge eller gynækolog.

❖   Test dig selv: Er du på vej til at blive fri for menstruation?

Læg mærke til, hvordan dine menstruationer er.
Hvis du ikke allerede fører skema, så begynd nu.

Er dine menstruationer blevet mere uregelmæssige?
Er dine menstruationer blevet kortere?
Er dine menstruationer blevet længere?
Er blødningerne blevet mørkere eller kraftigere?
Er blødningerne blevet svagere og mere sparsomme?

Alt sammen kan være tegn på, at du er ved at blive menstruationsfri.

ஐ   Har du stadig menstruation? Brug den som et pusterum

De færreste kvinder har noget positivt at sige om menstruationen. Det er for de fleste af os et nødvendigt onde, der skal overstås. Men også her er der gode nyheder. Menstruationen er nemlig en gave til dig fra naturen. Den er ment som et åndehul, hvor du bør hvile dig, sove, ikke anstrenge dig, men trække dig lidt tilbage og rense ud.

Ifølge ayurvedisk teori er menstruationen naturens mekanisme til at skille sig af med nedbrydningsprodukter fra kvindens krop. Hvis du følger anbefalingerne herunder, vil denne renselse blive lettere og mere effektiv. Omvendt kan uhensigtsmæssige rutiner under menstruationen hindre renselsesprocessen og føre til forskellige ubalancer.

Menstruationen er ikke blot en meget vigtig tid for renselse - det er også et ideelt tidspunkt at tabe sig, forny kroppen og få mere energi.

Hvis du begynder at følge anbefalingerne om hvile og ro, vil du desuden opleve, at perioden omkring menstruationsophøret til sin tid bliver lettere og mere ubesværet.

Netop fordi kroppen under menstruationen bruger sin energi på at rense sig selv, er fordøjelseskapaciteten svækket, og det vil derfor gøre dig godt, hvis du justerer din kost og livsstil i forhold til det.

Brug menstruationen som et velfortrængt pusterum.

Her er de ayurvediske anbefalinger.

ஐ   Menstruationsprogrammet i ayurveda

Hvil de første par dage

Hvis det på nogen måde er muligt, så prøv, om du kan give dig selv lov til og mulighed for at hvile i de første par dage af menstruationen. Hvis ikke, så prøv, om du i det mindste kan tage én dag ud af kalenderen, hvor du bare hviler, helst den første eller anden dag du bløder. Hvis det heller ikke er muligt, så prøv at hvile mere, end du plejer, gå tidligt i seng, hvil, når du kommer hjem fra arbejde om eftermiddagen, undgå motion og andre aktiviteter ud over dit arbejde, som grundig rengøring og tunge indkøb.

Det ideelle er som sagt at være hjemme de første tre dage og bare hvile, sove så meget som muligt, lytte til dejlig musik og læse ugeblade eller gode bøger. Det vigtige her er at være fri til at hvile, sove og gå på toilettet, hver gang du mærker en impuls til det. På den måde hjælper du kroppen med at skille sig af med nedbrydningsprodukterne fra menstruationsprocessen.

Gør menstruationen til et åndehul

Det er faktisk meningen, at menstruationen skal være et åndehul. Mange oplever da også, at de bliver mere trætte, så det er naturens og kroppens egne signaler, der taler til dig og prøver at få dig til at hvile. Undgå forstoppelse de første dage af menstruationen, da det kan gøre kramper, smerter og andre former for ubehag værre (læs mere i Kapitel 8, om fordøjelsen). Det ideelle er også at undgå afkøling og undgå at være ud i hårdt vejr de første tre dage, så kroppen ikke skal bruge unødig energi på at beskytte sig mod vind og kulde, men kan koncentrere kræfterne om at rense ud.

Hjælp din krop i processen

Vejledningen her gælder kun de første tre dage af menstruationen

- Prøv, om du kan tage dit arbejde let og undgå at anstrenge dig.
- Forsøg, om du kan nøjes med rutinepræget arbejde. Det er bedst at undgå krævende arbejde, både intellektuelt og fysisk.
- Undgå mental og følelsesmæssig stress.
- Undgå fysisk arbejde, enhver form for yoga og motion
- Undgå rejser.
- Undgå større rengøring.
- Undgå storvask og andre huslige aktiviteter (du kan godt lave lettere madlavning og overfladisk rengøring).
- Undgå indkøb og gæster.

Grunden til, at det er vigtigt at holde sig i ro og hvile, er, at kroppen bruger alle sine ressourcer på at skille sig af med nedbrydningsprodukter. Og hvis du bruger dine kræfter på udadrettede aktiviteter, har kroppen ikke overskud og energi nok til denne renselsesproces.

Undgå at blokere renselsesprocessen

Vejledningen her gælder kun de første tre dage af menstruationen

- Undgå alle stillinger, hvor livmoderen vendes på hovedet
- Undgå enhver form for tamponer og menstruationskopper
- Undgå at bade i badekar, svømmehaller, søer og hav. Det er fint med brusebad.
- Undgå intimt samvær

Spis dig renere og slankere

Kostplanen her gælder kun de første tre dage af menstruationen

Den ideelle kostplan under de første tre dage af menstruationen er meget vanskelig at gennemføre, hvis du ikke kan være derhjemme. Men prøv at plukke de elementer fra planen her, som er realistiske for dig at gennemføre:

Undgå disse fødevarer:

- Det vigtigste princip er at undgå salt, som binder væske i kroppen.
- Undgå andre fødevarer, der også binder væske i kroppen, som meget fedtholdig/olieholdig mad (som chips og chokolade), sure ting, og syredannende fødevarer som eddike, ketchup, sennep, syltet frugt og grønt, alkohol og umodne frugter.
- Undgå tungt fordøjelige fødevarer som kød, fjerkræ, fisk, gamle oste, lagrede oste, levninger, restemad, færdigretter, mad varmet i mikroovn, dåsemad og tilsætningsstoffer.

Sørg i stedet for at få disse fødevarer:

- Drik masser af varme væsker, som urtete, yogite eller urtekaffe kogt med vand og mælk, urtevand, krydderivand og søde safter, som hindbærsaft. Lav et par termokander om morgenen, så du har rigeligt med væske til hele dagen.
- Den ideelle kost under menstruationen er en mælkebaseret kost. Det kan være kogt varm sødmælk med kardemomme og kokossirup. Eller risengrød, byggrød eller andre former for grød kogt med mælk. Desuden kan du spise friske, solmodne, søde frugter som pærer, mango, druer og alle former for bær eller bagte æbler med kanel serveret med flødeskum, frugtmos eller opblødte, tørrede frugter. Desuden må du gerne få honning (i beskedne mængder).

∞   Career Woman's Disease

Ifølge ayurvedisk teori kan anstrengelse, fysiske aktiviteter og brug af tamponer under menstruationen føre til endometriose, som er præget af smertefulde menstruationer med risiko for sterilitet. Men også ifølge moderne lægevidenskab er det hæmmet menstruationsafløb (især kombineret med større mængder menstruationsblod), der øger risikoen for endometriose (læs mere i Lægehåndbogen på sundhed.dk).

Denne ubalance kalder man i lægesprog for Career Woman's Disease, fordi det især er travle karrierekvinder, der får det. Det kan være et direkte resultat af, at kvinden mangler ro og hvile under menstruationen.

Når menstruationen er slut, begynder som bekendt næste cyklus. I løbet af de næste 28 dage udvikler livmoderens slimhinde sig. Den bliver tykkere, og der dannes mange og større blodkar i slimhinden, fordi livmoderen gør klar til at danne en ny moderkage. Hvis kvinden ikke er blevet gravid i løbet af måneden, vil hun få menstruation, hvor kroppen skiller sig af med alt det, der ikke blev brugt og afstøder hele livmoderslimhinden samt hele dens indhold af blod og blodkar.

Afstødningsprocessen tiltrækker ifølge ayurvedisk teori nedbrydningsprodukter fra hele kroppen, som når frem til blodkarrene i livmoderens slimhinde og udstødes under menstruationen.

Menstruationen er således en proces, hvor kroppen skiller sig af med nedbrydningsprodukter via livmoderens slimhinde og blodkar, dvs. en proces, hvor hele organismen kan blive renset.

Retrograd menstruation

Hvis du holder dig i ro under hele processen, kan det forløbe ubesværet og effektivt. Men hvis du omvendt løber rundt og har travlt, kan der ske det, at menstruationsvæsken, med sit indhold af små stykker af livmoderslimhinden, i stedet for at komme ud med blodet ned igennem skeden, bevæger sig baglæns. Det kaldes retrograd menstruation. Under retrograd menstruation finder menstruationsvæsken vej opad og ud gennem æggelederne og videre ud i bughulen, hvor de små stykker af livmoderslimhinden kan sætte sig fast rundt omkring. Det samme kan ske, hvis du har intimt samvær, eller bruger tamponer eller menstruationskopper, der blokerer for udstødningen af affaldsprodukterne.

Det er denne tilstand, hvor små stykker af livmoderslimhinden har sat sig fast rundt omkring i bughulen, der kaldes for endometriose. Det er en smertefuld tilstand, fordi de spredte stykker af livmoderslimhinden ude i bughulen gennemgår den samme cyklus som slimhinden i livmoderen, dvs. de bliver større, tykkere og mere blodfyldte i løbet af cyklus og bliver afstødt under menstruationen. Men de afstødte slimhindestykker kan ikke komme ud gennem skeden og ophobes i stedet i bughulen, hvor de kan danne cyster. Derfor er endometriose særlig smertefuld under selve menstruationen.

5-10 procent kvinder har endometriose

Hvis du mener, du har symptomer på endometriose, så kontakt din egen læge. Det kan være nødvendigt med et kirurgisk indgreb. Symptomerne på endometriose er stærke - næsten uudholdelige - smerter under menstruationen, og for nogle kan det blive vanskeligt at blive gravid. Det skønnes, at 5-10 procent af kvinder i den fertile alder har endometriose. Blandt kvinder i slutningen af den fertile alder er det 20 procent.

Andre ubalancer i underlivet

Udover endometriose kan der opstå andre ubalancer i underlivet. En ubalance i underlivet kan være så udtalt, at den eneste vej er operation. Det gælder eksempelvis store muskelknuder (fibromer) i livmoderen. Den klassiske ayurveda foreskriver kirurgi i tilfælde af dybt rodfæstede ubalancer, som tumorer. De klassiske ayurvediske tekster indeholder lister over og beskrivelser af alle de forskellige kirurgiske instrumenter, der anvendes ved operationer. Man må altså ikke tro, at ayurveda betyder, at alt kan klares med urter, kost og livsstil.

Forebyg endometriose
Det handler først og fremmest om at forebygge endometriose ved at følge det ayurvediske menstruationsprogram. Men hvis du allerede har en større eller mindre grad af endometriose, kan du bedre tilstanden betydeligt ved at følge de forebyggende råd og vejledninger, der er beskrevet her.

Hvil dig og slip for ubehag og kramper
Den allervigtigste anbefaling er derfor at undgå at blokere afstødningsprocessen og hvile så meget under menstruationen, som det overhovedet kan lade sig gøre i hverdagen. Hvile virker befordrende for afstødningsprocessen. Det er altså en rigtig god idé at prioritere en række aktiviteter og gøremål anderledes i løbet af måneden.
Hvis du følger anbefalingerne her, vil det virke befordrende for hele udskillelsesprocessen - men også for vægttab, for at komme af med overskydende væske i kroppen, for at lindre kramper, dæmpe oppustethed og for at reducere smerter og andre former for ubehag under menstruationen. Desuden vil det give dig en klarere hud og større udstråling.

৪৩   Hvilken prævention er den sundeste?
Sæt dig ind i fordele og ulemper ved prævention, der indeholder hormoner, som p-piller, hormonspiraler, hormoninjektioner (som depo-provera), nuvaringe, p-ringe, p-sprøjter, p-stave og p-plastre.

Sterilisation. Ifølge ayurvedisk teori er det bedst at undgå sterilisation af både kvinder og mænd, da det i begge tilfælde indebærer en blokering af kroppens kanalsystemer, som kan føre til ubalance og sygdom.

Brug naturlige præventionsformer
Det er naturligere og sundere at bruge barrieremetoder, dvs konkret fysisk blokering i form af præservativer, pessar, en almindelig, gammeldags kobberspiral (en spiral uden hormoner), eller at bruge metoden med at holde styr på de sikre perioder.

Pessar er stort set uden bivirkninger, men virker kun, hvis det har den rigtige størrelse, og hvis man bruger det korrekt. Det kan du få vejledning i fra din egen læge.

Specielle pessarer
Man kan få en række forskellige varianter af pessarer. En af dem kaldes for Cervixpessar (*cervical cap*), som er en form for mini-pessar der sættes over livmoderhalsen. En anden type er *Lea shield*. Og en tredje type er kvindeligt kondom, kaldet *femidom*.

Præventionssvamp
Man kan desuden få en præventionssvamp, imprægneret med sæddræbende creme, der lægges op i toppen af vagina højst 24 timer før intimt samvær, og skal forblive der mindst 6 timer bagefter samværet.

Kobberspiralen er også stort set uden bivirkninger. Men fordi spiralen trods alt er et fremmedlegeme, indebærer det en øget risiko for infektioner, især hvis man har skiftende partnere.

Naturlige præventionsformer – uden hormoner
- Kondom
- Kobberspiral
- Pessar
- Varianter af pessar
- Sikre perioder
- Præventionssvamp

Hvad er sikre perioder?
- Sikre perioder er en metode, som kan bruges alene eller i kombination med pessar eller kondom
- Hverken sikre perioder, pessar eller kondom er 100 procent sikre metoder hver for sig, men i kombination virker de bedre
- Metoden går ud på at man kun har samleje i den sidste uge før forventet menstruation.
- Man skal altså afholde sig fra samleje fra 1. til 20. dag i cyklus.
- Første dag i cyklus er den dag, hvor menstruationen starter
- Metoden forudsætter, at kvindens cyklus er regelmæssig

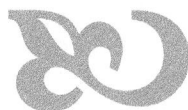

❧ Den bedste brystscreening er den, du selv laver

Mange kvinder bliver i denne fase af livet bekymret for sygdomme i og omkring brystpartiet. Det er også her, du bliver tilbudt screening for brystkræft. Vær opmærksom på, at den bedste screening er selvundersøgelse.

Tegn dit forparti

Anskaf dig en notesbog. Lav en gang om måneden en tegning af dit brystparti og sammenlign tegningen fra gang til gang. Hvis du stadig har menstruation, er det bedste tidspunkt femtedagen efter første menstruationsdag. Da er brystpartiet mest i ro. Fra menstruation til ægløsning kan brystpartiet vokse, og fra ægløsning til menstruation kan det hos nogle kvinder vokse ekstra. Derfor kan man nemt tro, der er hævelser eller knuder, som i virkeligheden bare er cyklusbetingede ændringer.

Hvis du er blevet fri for menstruationer, kan du lave undersøgelsen på nymånedagen i hver måned for at fortsætte traditionen med at undersøge hver 28. dag.

Sådan laver du selvundersøgelse af forpartiet

Stil dig foran spejlet.
Fase 1: Se: Se på brystpartiet. Er det ens på begge sider, er der fregner, sår, eller hævelser? Tegn alt, hvad du registrerer, i din notesbog. Den første gang kan godt tage et stykke tid, men fremover er det klaret på få minutter.
Fase 2: Mærke: Læg den ene hånd under brystpartiet, mærk med flad hånd hele vejen rundt med urets retning. Hver måned noterer du, hvad du ser, og beskriver, hvad du mærker.

Vurdering

Hold øje med forandringer. Det er dem, du skal reagere på. Hvis der er forandringer i forhold til sidste måned, bør du gå til læge.

Mammografi eller ej?

Det er blandt læger meget omdiskuteret, om kvinder bør screenes via mammografi. Det skyldes først og fremmest, at det er en røntgenundersøgelse, hvor man udsættes for røntgenstråling, der i sig selv kan være kræftfremkaldende.

Brystkræftscreening er et tilbud om mammografi til kvinder i aldersgruppen 50-69 år. Mammografi er en standardiseret røntgenundersøgelse af brysterne, som tilbydes hvert andet år til kvinder uden symptomer.

Mange læger mener, at mammografi ikke bør anvendes som screening, men kun er relevant i de få tilfælde, hvor man kan mærke en knude i brystet. Nogle læger mener, at ultralyd bedre kan anvendes som screening, da det ikke medfører øget risiko for sygdom. I øvrigt er det værd at vide, at både mammografi og ultralydsscanninger kan give falske resultater, både negative og positive.

❧

Pernille Aalund

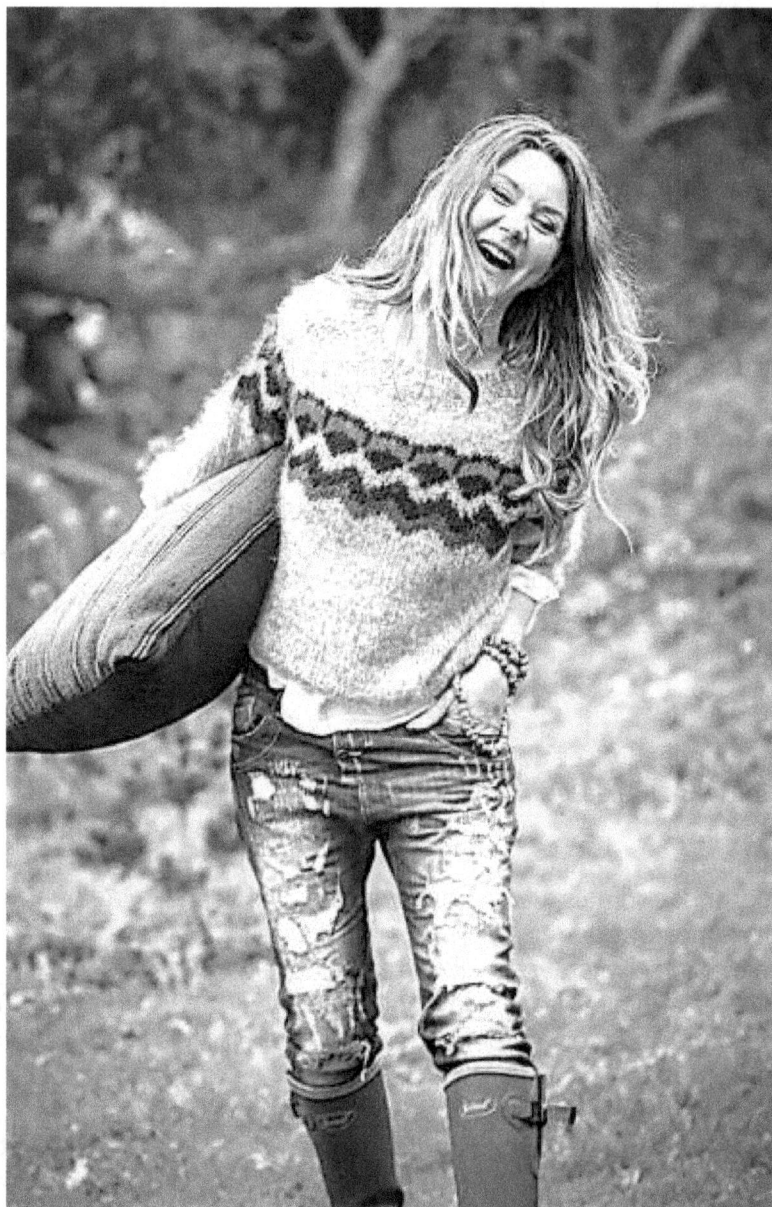

∞   Pernille Aalund om friheden efter livmoderen var fjernet

Pernille Aalund, født 1962, mor til tre børn, i lykkeligt parforhold og udgiverdirektør i Aller:

"Jeg fik fjernet min livmoder for omkring et år siden pga. en masse muskelknuder, der gav smerter og trykkede på livmoderen. Det var selvfølgelig smertefuldt og ressourcekrævende op til operationen, og jeg troede, at det mentalt ville være en hård proces bagefter. Men det viste sig at være en lettelse. For så længe man kan føde børn, er der jo hele tiden den mulighed – skulle man lige gøre det en gang til? Nu var det nærmest, som om nogen havde stillet krybben op på loftet for mig. Og jeg vågnede efter operationen og følte en stor befrielse.

Der sker en forandring til det bedre, når ens krop ikke længere er en 'produktionscentral'. Der træder en ny form for sanselighed og frihed i stedet."

Mit liv er et overflødighedshorn

"Jeg har det godt med min alder og mig selv! Jeg har aldrig haft det bedre. Jeg føler, at mit liv er et overflødighedshorn, en velsignelse. Jeg sidder i et drømmejob, jeg har en mand, der elsker mig, jeg har mine dejlige børn, og jeg skal ikke længere deale med ungdommens angst eller uro. Dengang var der så meget, jeg skulle nå. I dag føler jeg en større ro, det hele er ligesom faldet på plads. Og jeg føler mig frigjort på alle områder.

Som yngre brugte jeg uforholdsmæssig mange ressourcer på at efterrationalisere og evaluere, hvis nogen havde trådt mig over tæerne. Dengang var jeg ikke bevidst om, at jeg hverken kunne eller skulle gøre alle glade. Jeg har altid haft en meget sårbar side, som tidligere kunne gøre mig melankolsk, grænsende til det depressive. Det har jeg brugt meget energi på.

I dag har jeg vendt den sårbare side til en styrke. For sårbarheden er jo nøglen til indsigt, både i sig selv og andre mennesker. Den viden og sensibilitet giver jo de fleste kvinder unikke muligheder for at kigge ind i eget og andres liv."

Jeg ved, hvad jeg vil

"Jeg ved, at jeg ikke skal rette mig selv til i forhold til andre. Jeg er mig, og folk må tænke, hvad de vil! Hvis jeg ikke lige orker et besøg, så siger jeg fra. Så trækker jeg mig og melder ud, at jeg har været på job i 16 timer og trænger til ro. Den indstilling er også kommet med alderen. Jeg har lært at sige klart, hvad jeg vil og ikke vil. Det giver en masse energi og frihed, at man ikke skal please eller tækkes andre."

Man slutter fred med sin krop

"Jeg kan mærke, at man forliger sig med sin krop med tiden. Jeg går mere i bikini i dag end for 10 år siden. Jeg har på en måde sluttet fred med min krop.

Men jeg gør også meget. Jeg træner hver morgen, jeg spiser så sundt, jeg kan, jeg holder mig fra sol, sukker og cigaretter, og så har jeg gode gener.

Overgangsalderen? Det er ikke noget, jeg frygter. Jeg har besluttet mig for, at det ikke er noget problem!"

11. MORMORARME OG SLAP BÆKKENBUND
– LÆR DE BLIDE METODER TIL STRAMMERE MUSKLER

Jo, det hele kan godt begynde at miste spændstigheden omkring de 35. For nu at sige det, som det er. Men hvem siger, at du skal leve med det? Se her, hvordan du med yogiske vægtøvelser, naturlige proteiner og lange gåture styrker hele dit **muskelsystem** og strammer op alle de rigtige steder – på den blide og skånsomme måde.

Lynguide:
⤷ Slappe muskler, mormorarme, slap bækkenbund og dårligere syn ⤶

- Spis proteiner hver dag, allerhelst de sunde fra bønner, ærter, linser og mælkeprodukter.
- Træn med yogiske vægtøvelser hver dag.
- Lav knibeøvelser 3-4 gange dagligt.
- Lav øjenøvelser i pauserne.

Vi kan gøre noget for at bevare spændstigheden
De hormonelle forandringer kan bevirke, at musklerne mister noget af deres naturlige tonus – medmindre vi gør noget aktivt for at bevare spændstigheden. Hvis du følger de mange forskellige råd i denne bog, vil du bedre kunne bevare en fyldig og fast muskelmasse. Mange tror, at kroppens forandringer i overgangsfasen – som de berømte mormorarme – skyldes forandringer i huden. Men det er fortrinsvist forandringer i muskelmassen og underhudens fedtvæv, der hos nogle giver de karakteristiske slappe overarme. Hvis man lader stå til.

Gør noget ved det
Nogle kvinder, som dels er arveligt belastet, dels ikke har haft overskud til at tænke på deres krop og sundhed, vil i denne hormonelle forandringsfase begynde at genkende nogle at de samme forandringer, som de har set hos deres mor eller mormor. Hvis du er en af dem, så er tiden kommet, hvor du må spørge dig selv, om du vil lade stå til eller gøre noget ved det. For det *er* muligt at forebygge og til en vis grad imødegå disse forandringer.

Styrk dine muskler
Generelt kan du styrke dine muskler ved motion i frisk luft (som øger blodgennemstrømningen og iltoptagelsen, samtidig med at det styrker musklerne) og ved at få rigeligt med sunde proteiner, fordi musklerne er opbygget af protein. En dansk undersøgelse offentliggjort i Ugeskrift for Læger har i øvrigt vist, at du ikke behøver at købe dyre proteinprodukter i form af piller eller pulver. De har ingen effekt på muskelstyrke og -tonus ved normal motion og træning.

∞   Få spændstige muskler

Det er helt almindeligt i denne livsfase at opleve, at musklerne mister noget af deres fasthed. Hvis du altså lader dem. Se her, hvordan du kan gøre noget aktivt for at bevare spændstigheden i dine muskler. Det vigtigste er at få motion og de sunde proteiner.

Dyrk yoga 10-15 minutter om dagen

Den klassiske yoga er, modsat af hvad man skulle tro, noget af det mest effektive til at træne musklerne – og i øvrigt også til at forbedre ens kondital. Yoga fremmer generelt blodgennemstrømningen, hvilket er vigtigt for musklernes funktion, fordi de har brug for meget ilt. Men yoga øger også muskeltonus, fordi yoga først og fremmest afspænder og styrker nervesystemet, og det er bl.a. nervesystemet, der styrer muskeltonus. Meld dig på et hold, hvor du kan lære yoga, og gør det til en daglig rutine med 10-15 minutters yoga om morgenen eller efter arbejde.

Læs mere om yoga i Kapitel 9, der handler om væskeophobninger og i Kapitel 11, der handler om muskler.

Få dit eget træningsprogram

Hvis du ved, at du ikke får bevæget dig nok, hvis alt er baseret på, at du på eget initiativ får bevæget dig hver dag, så få skræddersyet et træningsprogram til dig selv i det nærmeste fitnesscenter. Find nogle gode veninder at følges med. Det gør det lettere at komme af sted, når man har aftaler med andre, og træningen bliver sjovere.

For meget og for hård træning slider på kroppen

Du har brug for motion hver dag, men i passende mængder. Det vigtigste er, at du ikke dyrker motion, når du er træt, eller hvis det stresser dig. Det kan føre til mange ubalancer i kroppen. Hvis du er træt, så lyt til kroppen og sov eller hvil dig, indtil du igen bliver frisk og udhvilet til motion.

For meget motion er usundt og kan føre til det, der kaldes for Overtraining Syndrome (OTS). For meget motion øger også slitagen på led, muskler og sener og fører til dannelse af for mange frie radikaler, som kan forårsage mange ubalancer, bl.a. for tidlig aldring.

For lidt motion er heller ikke godt. Det medfører, at stofskiftet falder, musklerne svinder ind, sindet sløves, kroppen forfalder, og der kan opstå mange andre ubalancer.

Motion i passende mængder letter stress, styrker koncentrationsevnen, giver bedre hukommelse, øger arbejdsevnen og skaber balance i alle organer, væv og celler, fremmer fordøjelsen, styrker immunforsvaret, øger energien, opløser og udskiller urenheder fra vævene, fjerner stivhed og giver smidighed og velvære.

Dyrk moderat motion

Motion bør aldrig være anstrengende. Det sundeste er at holde et niveau, hvor du ikke går så vidt, at du har brug for at trække vejret gennem munden. Så længe du kan trække vejret ubesværet gennem næsen, holder du dig under 50 procent af kroppens kapacitet. Dermed risikerer du ikke at overanstrenge kroppen, og du er sundhedsmæssigt på den sikre side. Dyrk så vidt muligt motion sammen med din kæreste, mand, familie eller venner.

Sørg for, at I kommer ud hver dag og bevæger jer. Gør motionen til en leg. Tag i svømmehallen sammen, løb en tur sammen, spil volley i haven eller parken, cykl en tur sammen, gå til badminton sammen, eller gå til gymnastik sammen. Undgå at motionere alt for sent eller lige før sengetid, da det kan give uro i kroppen og forstyrre søvnen. Undgå at motionere på fuld eller tom mave.

Gør motion til en naturlig del af dit liv:
- Gå eller cykl til og fra arbejde og indkøb.
- Læg fjernbetjeningerne væk, så du skal rejse dig for at tænde og slukke for musik og skifte kanal.
- Gå en tur med en ven, når I skal tale sammen, frem for at sidde ned og tale. Raske gåture i frisk luft i et område, hvor du skal op og ned ad bakker, skråninger eller trapper, er specielt godt for at styrke musklerne omkring sædepartiet.
- Gå en tur med hunden, frem for at lukke den ud i haven.
- Stå af S-toget eller bussen et eller to stoppesteder, før du skal af, og gå resten af vejen.
- Tag cyklen med i toget og få en cykeltur til og fra stationen i stedet for at tage bussen eller bilen.
- Gør grundigt rent en gang om ugen – det er effektiv motion, hvor du bruger mange forskellige muskelgrupper, der ikke bruges til daglig.
- Anskaf en rygbold/pilatesbold, som du kan rulle på, mens du ser fjernsyn
- Anskaf en romaskine, du kan bruge derhjemme.
- Leg nogle aktive fysiske lege sammen udendørs.
- Slå græs, riv blade, grav have, lug ukrudt, hug brænde, vask bil og skovl sne.
- Husk at skifte stilling i løbet af dagen, så du ikke sidder ned for lang tid ad gangen. Det gør musklerne slappe og sammenfaldne.
- Det ideelle er at veksle mellem siddende, gående og stående stillinger dagen igennem.

Spis proteiner hver dag
Proteiner er afgørende for, at du kan bevare din muskelmasse fast og stærk. Proteiner findes i kød, mælkeprodukter, æg, bønner, linser, nødder, mandler, frø og kerner. Det sundeste er en kødfri kost, så prøv om du kan undgå eller reducere kød. Hvis du ikke helt kan undvære kød, så er det næstbedste at indføre enkelte kødfrie dage og i øvrigt skære forbruget ned. Prøv så vidt muligt at få de sunde proteiner dvs. proteiner fra mælkeprodukter, bønner, linser, ærter, nødder, mandler, frø og kerner.

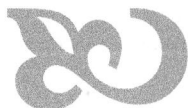

❧ Er du kødfri?

Hvis du allerede er gået over til en kødfri kost, bør du sikre dig tilstrækkeligt med D-vitamin, vitamin B-12, protein og jern.

D-vitamin: Vitamin D får du via mælkeprodukter og solens stråler, 5-30 minutters daglig eksponering er nok.

Vitamin B-12: Mælkeprodukter indeholder D-vitamin, protein og vitamin B12 (du får som regel nok vitamin B12, hvis du får mælkeprodukter tre gange dagligt).

Protein: Desuden kan du spise bønner og linser, nødder, mandler, frø og kerner, der indeholder rigeligt med proteiner. Du bør få mindst tre portioner om dagen med et mælkeprodukt (som sødmælk, fløde, flødeost eller yoghurt).

Jern: Jern kan du få dels fra bønner, ærter og linser, dels fra hvedekim, fuldkornsprodukter, abrikoser, spinat og grønkål. Du kan også tilføre jern til maden ved at lave mad i jerngryder.

En kødfri kost er sundt

Alle dyr er levende væsener og fuldstændig klar over, hvad der skal ske, et godt stykke tid før de mister livet, uanset hvilke metoder man anvender. Det betyder, at dyret udskiller kaskader af negative signalstoffer i hele organismen, som syre og en lang række stresshormoner. Hvis du spiser kød og fjerkræ, spiser du samtidig de negative biokemiske stoffer.

Vegetarer lever længere

Mange videnskabelige undersøgelser viser, at vegetarer er sundere og lever længere end ikke-vegetarer. Vegetarer betyder her laktovegetarer, dvs. vegetarer, som spiser mælkeprodukter, men ikke kød, fjerkræ eller fisk. Vegetarer har en lavere forekomst af hjerte-kar-sygdomme, sukkersyge, overvægt og visse former for kræft. For patienter, der allerede har sukkersyge, kan en vegetarisk kost være med til at stabilisere blodsukkeret og dæmpe de negative følgevirkninger af sukkersygen på resten af organismen. Vegetarer har også færre problemer med hormonbalancen og mindre risiko for knogleskørhed.

Veganere kan tage tilskud

Veganere, som hverken spiser kød eller mælkeprodukter, skal sikre sig tilstrækkeligt med D-vitamin, jern, vitamin B-12 og protein, men desuden også tilstrækkeligt med kalk. Kalk findes i postevand, dild, fennikelfrø, sesamfrø, bønner, ærter, linser, groft brød, bladgrønt (som kørvel, karse, spinat, persille og dild), nødder, mandler og fuldkornsprodukter, herunder klid. Veganere skal også huske at få vitamin D fra solen (5-30 minutter om dagen).

Alle vegetarer bør være opmærksomme

For alle typer af vegetarer kan det i perioder være nødvendigt at tage tilskud i form af tabletter med D-vitamin eller Vitamin B-12. Det bør gøres i samarbejde med egen læge.

❧ Opskrift på proteinbombe

Har du trang til kød, kan det skyldes, at du mangler fedtstoffer, proteiner og/eller salt. Her er en opskrift på en proteinbombe, der også indeholder sunde fedtstoffer, mineraler, sporelementer og antioxidanter. Den kan danne basis for dagens hovedmåltid og serveres sammen med grøntsager, brød og frugtmos:

Ingredienser:
5 dl vand, 2 dl røde linser, 1 dl ris, 2 spsk. solsikkekerner, 1 spsk. cashewnødder, 1 tsk. sesamfrø, 1 tsk. klaret smør, 2 tsk. karry, ½ tsk. ingefær, ½ tsk. sort peber, ½ tsk. salt og 1 spsk. flødeost.

Sæt linserne i blød i vand aftenen før. Kog dem, til de skummer. Skift vandet, og skyl linserne. Tilsæt resten af ingredienserne, undtagen salt, og lad det hele koge i 15-20 minutter. Hvis du bruger brune ris, kan du også sætte risene i blød aftenen før, ellers skal de koges i 40 minutter. Tilsæt salt til sidst.
Læs mere i Kapitel 8, under Kvindekostplanen.

⅋ Sådan tackler du de kære mormorarme

Hvis du gerne vil forebygge eller bekæmpe de kære mormorarme, som nogle kvinder generes af, og som på mange måder, i vores opfattelse, er blevet et af de synlige tegn på overgangsfasen, skal du sætte ind tre steder: i musklerne, i bindevævet og i huden.

Gør noget ved bindevævet og huden
Det er både musklerne, bindevævet med kollagen og elastin samt fedtlaget i underhuden, som er afgørende for, hvor spændstige armene er. Ifølge ayurvedisk teori kan du få fastere bindevæv og hud på overarmene og over hele kroppen ved at følge disse enkle råd:
- **Panchakarmakur**: Gennemfør en panchakarmakur, der renser ud og fjerner nedbrydnngsprodukter fra bindevævet i underhudens lag, så det kan blive mere smidigt. Panchakarma planlægges nøje i samråd med en sundhedskonsulent, så kuren er tilpasset den enkelte. Den består af særlige kostråd, massage, urteafkog og behandlinger. Læs mere om panchakarma i Kapitel 8, under fordøjelse.
- **Oliemassage**: Giv dig selv oliemassage med varm sesamolie om morgenen før badet. Oliemassagen renser, nærer og styrker alle underhudens lag. Læs mere om oliemassage i Kapitel 3.
- **Sunde fedtstoffer**: Spis kværnede/knuste hørfrø, kæmpenatlysolie, hvedekimolie, græskarkerneolie, havrekimolie, olie fra sort kommen (sativaolie), hørfrøolie, olivenolie, nødder (især cashewnødder, pistacienødder, hasselnødder og macadamianødder), mandler, frø, kerner, avocado og oliven. Læs mere om fedtstoffer i Kapitel 1, der handler om hormonelle forandringer.
- **Phytoøstrogener**: Spis fødevarer med stoffer, der virker på samme måde som østrogen og progesteron. Læs mere om planteøstrogener i Kapitel 1, der handler om hormonelle forandringer.

Gør noget ved musklerne: Lav yogiske vægtøvelser
Hvad musklerne angår, er det bedste, du kan gøre, at købe et par håndvægte på 1-2 kilo og hjemme gennemføre følgende lille program hver morgen efter morgenmaden eller et par

gange i løbet af dagen, når du alligevel trænger til et kort afbræk, eller når du står og venter på, at kartoflerne koger. Det er fint hvis du kan gøre det hver dag men ellers husk det når du kan. Lidt er bedre en ingenting.

Vent på vejrtrækningen

Yogiske vægtøvelser tager afsæt i klassisk yoga. Det betyder, at de udføres meget langsomt og styres af vejrtrækningen. Det centrale princip er, at du trækker vejret naturligt. Ikke hurtigere eller dybere eller på andre måder forceret. Det er vigtigt, at du venter med at bevæge dig, indtil du kan mærke, at du naturligt skal ånde ind eller ud.

Her er et sæt små, lette vægtøvelser, som næsten alle kan lave hvor som helst og når som helst. Hav et par håndvægte liggende ved computeren, så du kan lave øvelserne i nogle af dine pauser. Funktionel træning, armbøjninger (evt. på knæene) og armhævninger er også effektivt, men mere vanskeligt at gennemføre, specielt for kvinder med spinkle arme.

෮   Sådan laver du yogiske vægtøvelser

Udgangsposition for alle øvelser: Stå med en hoftes bredde mellem fødderne og en vægt i hver hånd.

a. Stå i samme udgangsposition. Armene hænger ned langs siden med en vægt i hver hånd. Bøj albuerne, så hænderne er ud for dine skuldre. Håndleddene vender ind mod dine overarme. På din næste indånding strækker du armene, idet du fører hænderne med vægtene nedad, så du står med strakte arme ned langs kroppen. Pres her skulderbladene nedad og ind mod hinanden, og skyd brystkassen i vejret. På din næste udånding bøjer du armene langsomt op igen. Øvelsen styrker rygraden, holdningen, armene, skuldrene og brystpartiet, og samtidig bliver din vejrtrækning bedre. Gentag 10 gange.

b. Stå i samme udgangsposition. Armene er nu strakt i vejret, og håndleddene vender udad. Du holder stadig en vægt i hver hånd. På din næste indånding sænker du langsomt armene og bøjer albuerne. Pres skulderbladene sammen, skyd brystkassen opad. På din næste udånding strækker du langsomt armene op igen. Gentag 10 gange.

c. Stå i samme udgangsposition. Hold stadig en vægt i hver hånd, bøj albuerne, løft derpå albuerne ud til siden og opad, så underarmene er vandrette, og hænderne vender ind mod hinanden foran brystpartiet. Sæt højre hånd foran venstre, og træk på din næste indånding albuerne langsomt ud til siden og armene bagud. Armene er vandrette, albuerne bøjet cirka 90 grader. På udåndingen fører du atter håndvægtene langsomt sammen foran dig, denne gang venstre hånd foran højre. Vær opmærksom på at holde skuldrene sænket. Gentag 10 gange.

෮   Sådan får du en fastere bækkenbund – der holder

Mange oplever, at musklerne i bækkenbunden er blevet mere slappe efter eventuelle fødsler. I overgangsfasen kan der ske en yderligere svækkelse af muskulaturen og mere tørhed i slimhinderne i urinvejene. De to forhold tilsammen kan gøre, at mange generes af, at der kommer et par dråber urin, når de hoster, griner eller nyser, eller hvis deres blære er fyldt.

En spændstig bækkenbund er vigtig for at bevare en sund og normal funktion af alle de organer, som ligger i bækkenet. Når bækkenbundens muskler er stærke, kan du le eller hoste, uden at der kommer et par dråber, og du kan undgå at blive generet af nedsunken blære, eller nedsunken livmoder.

Lav knibeøvelser

Hvordan du får en spændstig bækkenbund, kan siges med ét ord: *Knibeøvelser*. Det virker. De muskler, du træner med knibeøvelser, bliver ofte prioriteret lavt i almindelige træningsprogrammer. Men knibeøvelser kan og bør laves samtidig med anden motion og altid sammen med maveøvelser. Du kan knibe alle vegne og til hver en tid – når du står i kø i supermarkedet, kører i bil, sidder på kontor eller ser tv. Du kan anskaffe dig en trænings-dvd eller opsøge en fysioterapeut.

Verdens nemmeste knibeøvelse

Men du kan også udføre verdens mest enkle knibeøvelse: Træk musklerne sammen, nøjagtig som når du skal holde dig, når der er optaget på toilettet. Knib 10 gange i roligt tempo 3-4 gange dagligt.

Knibeøvelser er især gode, hvis du er begyndt at lække, når du griner, hoster eller nyser. Og husk: Det er aldrig for sent at stramme en slap bækkenbund op.

❧   Få et nyt syn på tingene

Musklerne i og omkring øjnene kan også gradvist miste deres tonus i forbindelse med overgangsfasen. Det samme gælder øjets linse. Mange kvinder oplever en ændring i deres syn i løbet af overgangsfasen. Det skyldes ikke direkte de hormonelle forandringer. Men problemer med synet kan opstå i din nye livsfase pga. overanstrengelse af øjnene og synet gennem mange år og almindelig slitage. Det er almindeligt, at avisen skal lidt længere væk fra øjnene, og at man må bruge briller for at kunne læse, skrive eller sy.

❖   Test dig selv: Hvordan er dit syn?

- Skal avisen længere væk fra øjnene nu end før i tiden?
- Skal du have briller på for at træde en nål?
- Skal du have briller på for at læse og skrive?
- Kniber det med at se vejskiltene tydeligt?
- Har du svært ved at læse listen over ingredienser på shampoo eller fødevarer?
- Har du brug for mere lys end før i tiden for at kunne læse?

Hvis du kan svare ja på et eller flere spørgsmål, er dit syn svækket.

❧   Sådan styrker du dit syn

Selv om du føler dig generet af langsynethed eller andre tegn på forringet syn, kan du godt lindre generne og til en vis grad vende processen. Forudsat at du gør noget ved det hver dag.

Undgå at overbelaste synet

Det er ikke sundt at fokusere med øjnene i mørke eller om aftenen og om natten. Undgå at arbejde i forkert belysning, dårlig belysning eller for kraftig belysning. Undgå at bruge øjnene konstant uden at holde pauser. Desuden overanstrenger du øjnene, hvis du sidder foran en computerskærm hele dagen, fordi øjnene fokuserer i samme afstand hele tiden. Når øjnene skal arbejde på samme måde i lang tid, skal de små øjenmuskler holde sig i nøjagtigt samme stilling i mange timer i træk. Det er hverken naturligt eller sundt.

Bevar fleksibiliteten

Undgå at fastholde blikket på genstande i lang tid fra samme afstand, uanset om det gælder bilkørsel, hvor du fastholder blikket et par hundrede meter foran dig, eller det gælder computer eller tv. Når blikket fastholdes i en bestemt afstand, vil øjenmusklerne, som trækker i linsen, blive vant til at trække sig sammen i samme stilling. Med tiden vil øjenmusklerne stivne i denne stilling og efterhånden låse øjets linse fast. Det betyder, at evnen til at se andre afstande efterhånden svækkes. Det gælder om at træne øjenmusklerne til at arbejde i forskellige stillinger og bevare linsens fleksibilitet, så linsen kan indstille sig på genstande både langt væk og tæt på. Det kan du gøre ved at øve dig i at veksle mellem at fastholde blikket på genstande tæt på og derpå genstande langt væk.

Skift fokus

Kig på din fingerspids tæt på og bagefter på et træ, tårn eller hus langt væk. Hvis du ikke har den mulighed, så sørg for i løbet af timerne foran skærmen at blinke hyppigt og se væk med regelmæssige mellemrum – se gerne ud ad vinduet, hvor du øver dig i at kigge på huse og træer langt væk.

Lav dykkermasken

Husk at aflaste dine øjne. Den bedste metode er at sidde ned, holde håndfladerne som en tætsluttende kop over hvert af de lukkede øjne (som en tætsluttende dykkermaske), støtte hovedet på hænderne og albuerne, der hviler på bordet eller på lårene. I denne stilling hviler øjnene maksimalt. Hold stillingen i et par minutter i dine pauser et par gange om dagen.

Giv dig selv gode computervaner

Her er de bedste råd fra ayurveda:
- Undgå at arbejde ved computeren om aftenen, især sidst på aftenen eller om natten. På det tidspunkt er det naturligt for dine øjne at hvile. Undgå i øvrigt også at læse eller skrive sidst på aftenen.
- Sørg for en god, indirekte belysning i rummet.
- Undgå at se på computerskærmen i et mørkt lokale.
- Plask lidt koldt vand på øjnene et par gange dagligt. Øjnene arbejder på højtryk ved computeren og skal tackle store mængder lys. Derfor er det lindrende for øjnene at blive kølet med vand.
- Vær moderat i forhold til, hvor meget du bruger dine øjne til at skrive, læse, sidde ved computeren og se fjernsyn.
- Lig ned på ryggen og hvil efter arbejde med lukkede øjne i 10 minutter. Dyp gerne et par vatrondeller i rosenvand og læg en vatrondel over hvert øjenlåg.

Blink cirka hvert 10. sekund

Blink ofte og regelmæssigt (hvert 10. sekund). Det giver øjnene en mikropause fra det konstante arbejde med at modtage og bearbejde lyset. Blinken virker afslappende på øjnene, det fugter dem og aflaster dem. Regelmæssig blinken er især vigtigt, når du har kontaktlinser, læser eller arbejder med computer.

Husk også at træne dine øjne i forskellige stillinger. Bevæg øjnene rundt i en cirkel, først tre gange med urets retning og derefter tre gange imod urets retning. Se så langt ud til siden, som du kan, og så langt op og ned, som du kan.

Giv dine øjne lysterapi

Sæt dig i solskinnet, tag eventuelle briller af, luk øjnene, vend ansigtet op mod solen og drej hovedet langsomt fra side til side. Det er sundt for øjet at få sollys ind fra alle vinkler (forudsat at dine øjne er helt lukkede, og du sidder roligt ned). Det afspænder musklerne i øjenregionen.

Yoga for synet - gå i kobrastilling

Ifølge ayurvedisk teori gavner følgende yogastilling øjnene:

Kobrastillingen er en af de klassiske yogastillinger, og den kan ifølge ayurvedisk teori forbedre synet. Læg dig på maven med samlede ben, hagen i underlaget, med bøjede albuer og sæt hænderne i gulvet ud for skuldrene. Bøj hovedet opad og bagud, stræk armene, skyd brystet frem og lad hofterne blive i gulvet. Se op i loftet, så langt opad og bagud som du kan, og hold blikket stille. Bliv i stillingen, så længe det føles behageligt gerne 5-20 sekunder. Husk at trække vejret normalt og roligt hele tiden. Du kan gentage øvelsen 2-3 gange.

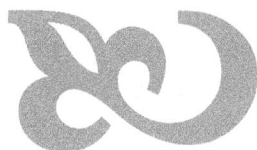

Monica Krog-Meyer

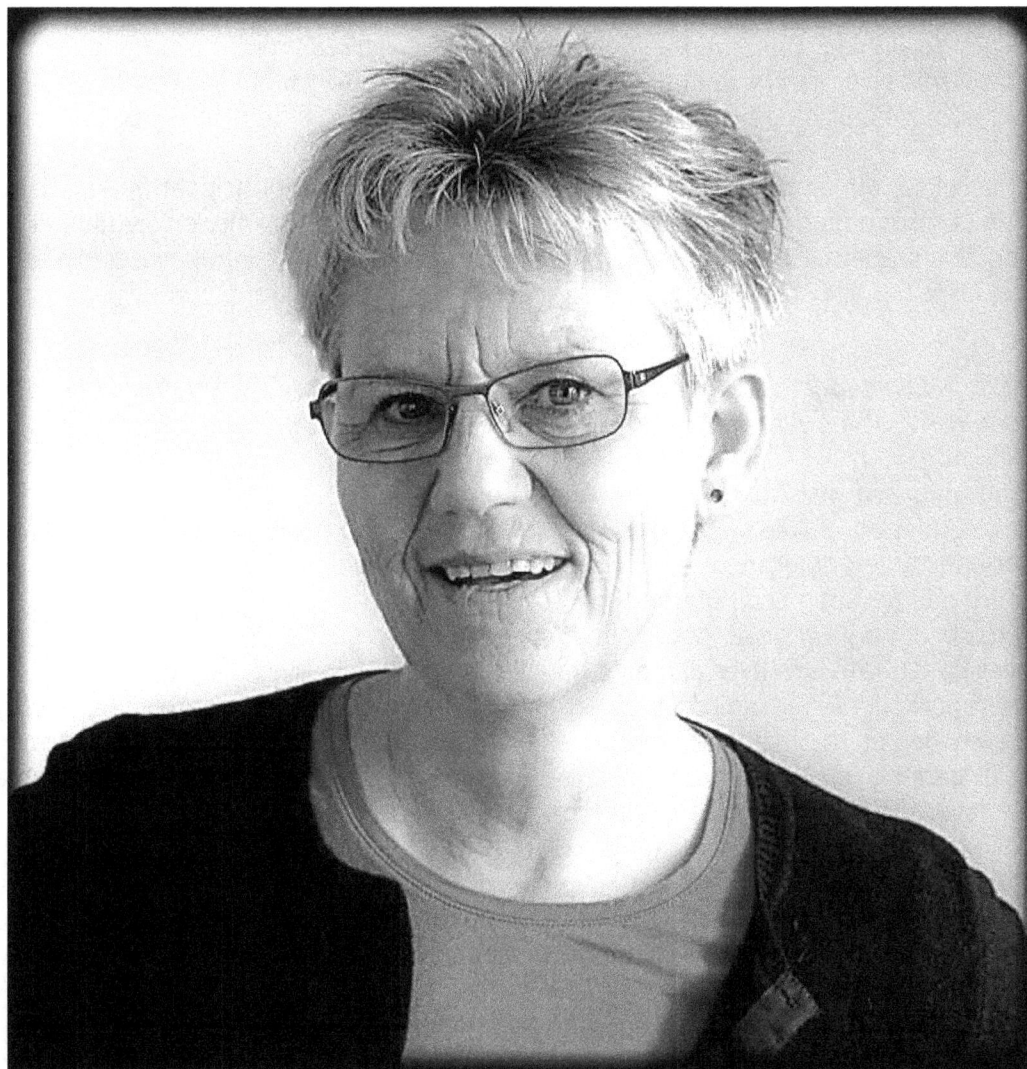

ઈ૭   Monica Krog-Meyer fik øvelser mod frossen skulder

Monica kom med en frossen skulder, der var startet som en museskade, men havde udviklet sig pga. overbelastning. Generne fra sådan en skade forstærkes typisk i overgangsfasen, fordi led og ledkapsler kan have en tendens til at blive mere tørre. Monica havde vanskeligheder med at bruge sin højre arm pga. smerter.

Hun fik instrukser om en række vægtbærende øvelser baseret på principper fra klassisk yoga. Hun udførte dem næsten dagligt, og hun kunne mærke, at stivheden i skulderen blev løsnet, og at området blev styrket. Da hun kom næste gang, kunne hun bevæge sin arm og få den ud i næsten alle stillinger og bruge armen næsten på fuld kraft.

Monica Krog-Meyer, født 1951, gift og mor til to børn, radiovært i DR, forfatter til bogen 'Plus-alderen - vi bliver bare ved':

Nu træner jeg armmuskler
"Jeg har det godt og er ikke syg. Jeg er i balance og føler, jeg har et godt forhold til min krop. Det eneste, jeg døjer med, er en frossen skulder som følge af en gammel museskade og al for megen tid foran computeren.
Jeg fik anbefalet nogle yogiske vægtøvelser, som ville være gode for min frosne skulder. Det er tre øvelser, jeg skal lave hver dag med håndvægte på to kilo hver.
Det føles supergodt! Jeg kan mærke, at det giver styrke i armene, og det føles behageligt for overkroppen. Jeg er stadig lidt hæmmet af skulderen, som gør ondt, når jeg løfter armen. Men der er bedring, og øvelserne er behagelige og meningsfulde, for det er sjældent, man decideret laver træning for arme og overkrop.

Min mand blev inspireret
Jeg er ret vild med stavgang, men det giver jo ikke armmuskler. Så vægtøvelserne er lige noget for mig. Det sjove er, at min mand blev inspireret, da han så mig træne, så han skal også træne med nu.
Ud over vægtøvelserne fik jeg nogle gode forslag til ændrede kostvaner, massage af de ømme led og aromaterapi mod spændinger. Det vil jeg kigge på, men min kost er jeg ikke meget for at ændre. Jeg tror meget på, at det, jeg instinktivt har lyst til at spise, er godt for mig!"

Stor frihed, stor glæde og stor ro
"Der er ingen tvivl om, at der med alderen kommer en ekstra ro. Overskriften er stor frihed, stor glæde og stor ro. Jeg ville være et skarn, hvis jeg ikke var glad.
Jeg er sund og rask, jeg har mand og børn (ikke hjemmeboende), nu også et barnebarn, et godt job, en dejlig bolig, rare venner og gode udfordringer.

Det er også med alderen, at man bliver bedre til at mærke efter og sige nej til mennesker eller projekter, der ikke er gode for en. Det er en slags belønning, at man nu har magten, at man nu er selvbestemmende."

Ind i en ny livsfase *overnight*

"Nogle år efter jeg var fyldt 50, mærkede jeg tydeligt, at der skete forandringer. Jeg havde pludselig rod med blødninger og fik hormonpiller for at stoppe dem. Jeg havde egentlig ikke problemer med de piller, indtil jeg en dag havde meget spændte bryster og følte det, som om jeg var gravid. Min læge grinede, da jeg som 55-årig bad om en graviditetstest. Og så lagde jeg hormonpillerne på hylden. Men det betød jo, at det blev et voldsomt skift for kroppen. Jeg oplevede, at min naturlige søvn forsvandt, jeg fik tørrere hud og slimhinder, og alt sammen skete *overnight.*"

Vi skal stå ved vores alder

"I dag har jeg det fint med min alder. Men jeg har mærket en ændret holdning fra mine omgivelser, og derfor skrev jeg bogen 'Plus-alderen'. Der er en 'alderisme', en diskriminering i vores samfund, der gør, at vi mister markedsværdien efter de 50. Min pointe er, at vi også selv er med til at fastholde den diskriminering. Vi er kodet til, at vi skal stoppe, når vi bliver 60. Men hvem siger, at vi skal det? Det her er første gang i historien, at vi er friske, sunde og aktive i den alder. Det synes jeg, vi skal være glade for. Vi skal ikke putte os. Det er vores anden ungdom, der starter efter de 50. Vi har fået en ny alder, vi er superheldige!"

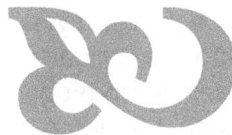

12. SÆT PRIS PÅ DINE KVINDELIGE FORMER
– DIT SKJULTE MIDDEL TIL STÆRKE KNOGLER

Der er meget at glæde sig over ved at komme ind i den nye livsfase. Nu er tiden nemlig kommet, hvor du kan vende eventuelle livslange komplekser over fyldige lår og hofter til værdsættelse og glæde. Det er bl.a. her i dine kvindelige former, at dit middel til et **stærkere knoglesystem** gemmer sig.

৵ Lynguide: Sarte knogler ৶

- Bevar fedtdepoter omkring hofter og lår – følg kvinde-kostplanen i Kapitel 8.
- Dyrk vægtbærende motion enten 30 minutter om dagen eller 1 time hver anden dag.
- Få 800 mg kalk om dagen – den bedste kilde er økologisk, uhomogeniseret sødmælk.
- Få D-vitamin fra mælk og fra solen (5-30 minutters eksponering om dagen).
- Spis smør og ost for vitamin K2, som har afgørende betydning for stærke knogler.

Knoglestrukturen kan ændre sig

Hos nogle kvinder forårsager de hormonelle forandringer, at knoglernes tæthed bliver mindre. Knoglestrukturen kan ændre sig og blive mere porøs. Det fører til en øget risiko for, at knoglerne brækker.

Men knoglerne er ikke statiske, som mange forestiller sig. Knoglecellerne skiftes jævnligt ud. Faktisk er det sådan, at dit skelet er fornyet hvert syvende år. Du har med andre ord mulighed for at påvirke din knoglestruktur. Jo tidligere du begynder at tænke på dine knogler, jo bedre mulighed har du for at holde dem stærke og sunde. Mange kvinder oplever også begyndende stivhed eller ømhed i leddene, i fingrene eller knæene. Det kan du også forebygge og lindre.

Hvornår skal du vælge scanning?

Du kan få målt din knogletæthed hos lægen gennem en DEXA-scanning (en slags røntgenbillede). Det er bedst at undgå at få en DEXA-scanning rutinemæssigt, regelmæssigt eller som generel screening, fordi det udsætter kroppen for røntgenstråling.

Men hvis du har en mistanke om, at du kunne have sarte knogler, kan det være nødvendigt, dvs. hvis kvinderne i din familie har eller har haft sarte knogler, hvis du har eller har haft D-vitaminmangel, hvis du er eller har været ryger, eller hvis du har haft brækket en arm, et ben eller andre knogler, uden at der har været tale om en alvorlig ulykke.

❖   Test dig selv: Har du risiko for sarte knogler?

Følgende punkter øger din risiko for sarte knogler. Se, om du er i risikogruppen, og læs bagefter, hvad du kan gøre ved det.

- Er du over 35 år?
- Har/havde din mor eller mormor sarte knogler?
- Er du ryger?
- Er du tynd?
- Spiser du forkert og får ikke de rigtige næringsstoffer?
- Spiser du for lidt og er underernæret?
- Drikker du vin og/eller alkohol?
- Rører du dig for lidt?
- Udsætter du kroppen for mange toxiner (tilsætningsstoffer, sprøjtemidler og tungmetaller?
- Har du østrogenmangel?
- Drikker du mange kulsyreholdige drikke som cola?
- Spiser eller drikker du mange syredannende fødevarer? Som sort kaffe med sukker, umodne frugter eller gule frugtjuicer.
- Spiser eller drikker du mange fermenterede, gærede drikkevarer og fødevarer, som øl, vin, sojasovs, brød og kager med meget gær eller mælkesyregærede grøntsager?
- Har du en svækket fordøjelse?
- Mangler du kalk?
- Mangler du D-vitamin?
- Mangler du K-vitamin?
- Tager du blodfortyndende medicin, steroider (binyrebarkhormon) eller mavesyrehæmmere?

෨   Sådan styrker du dine knogler livslangt

Knoglerne er ikke statiske. Knoglecellerne udskiftes hvert syvende år. Du har altså mulighed for at påvirke dine knoglers tæthed og styrke, også nu i din nye livsfase. Se her, hvordan du forebygger sarte knogler.

Bevar dine runde og fyldige former!

Jo, du læste rigtigt. Sørg for at være velnæret. Med velnæret menes ikke kun, at det er vigtigt at spise sundt og varieret, så du tilfører din krop de livsvigtige næringsstoffer. Nej, du skal også sørge for at have en tilpas mængde fedt på hofter og lår, dog ikke for meget. Efter menstruationsophør og det naturlige fald i kroppens hormonproduktion er fedtvævet i hofter og lår et af de få steder i kroppen, hvor der stadig kan finde en vis produktion af østrogen sted. Østrogen er med til at beskytte mod knogleskørhed. Men det kræver nogle gode fedtdepoter!

På den anden side er det usundt at være overvægtig, da det kan føre til slidgigt og mange andre ubalancer. Sørg for at få mindst et varmt, nærende måltid i døgnet, og sørg for at spise regelmæssigt. Undgå underernæring eller for lav vægt. Læs mere om den ideelle kost til kvinder 40+ i Kapitel 8, hvor du finder Kvindekostplanen.

Dyrk vægtbærende motion

Vægtbærende motion er vigtigt for alle kvinder over 50 år. Forskning har vist, at det ikke er nok med almindelig motion, men at det er nødvendigt med motion, hvor man belaster kroppen med ekstra vægt. Det stimulerer knoglerne til at indbygge flere mineraler i strukturerne i knoglesubstansen og dermed styrke knoglearkitekturen.

Førhen fik kvinder automatisk rigeligt med vægtbærende motion og styrketræning af både overkrop og underkrop ved arbejde i hus, hjem og have, hvor man selv hentede store krukker og spande med vand, svingede tunge gryder af støbejern i køkkenet, høstede sine egne grøntsager og frugter, kværnede sit eget korn med tunge sten og skurede gulvet ved håndkraft. I dag er det huslige arbejde lettere, og derfor kan et fitnesscenter eller roning være en god erstatning. Roning træner overkroppen.

Tag hensyn til overkroppen

Når vi løber, cykler eller går, får underkroppen vægtbærende motion først og fremmest på grund af kroppens vægt, og sekundært på grund af stødet, hver gang fødderne rammer jorden. Men arme og overkrop får meget lidt vægtbærende motion, medmindre du har vægte med. Du kan starte med små håndvægte på ½ kilo og gradvist øge til 1 kilo eller mere. Faktisk er indkøbsposer, børn, og hvad kvinder ellers slæber på, glimrende i den henseende, bare du ikke trækker ryggen skæv ved ulige vægtfordeling. Sørg for at fordele vægten lige meget i hver hånd, på hver hofte eller over hver skulder. Undgå for tunge byrder.

30 minutter om dagen

Følg gerne Sundhedsstyrelsens anbefaling om motion for voksne 30 minutter om dagen, eller en time hver anden dag. Du kan fordele de 30 minutter i løbet af dagen, så du fx tager 5-10 minutter ad gangen - og evt. via forskellige aktiviteter.

En gåtur på 30-60 minutter om dagen er gavnligt, specielt hvis du kombinerer det med indkøb med bæreposer, havearbejde, oprydning, samt rengøring med kost og spand, støvsuger og storvask. Du kan også begynde at gå til roning eller anskaffe en romaskine, så du kan ro derhjemme.

Få et skræddersyet program

Eller du kan få skræddersyet et træningsprogram til dig selv i det nærmeste fitnesscenter, hvor der netop er fokus på vægtbærende øvelser. På fitnesscentrene kan du få en personlig træner, som kan designe et personligt program til dig specielt til at styrke knoglerne. Hvis du helst ikke vil ud, kan fitnesscentret designe et program, som du kan udføre derhjemme.

Sørg for at få kalk

Kalk er centralt for knoglerne. Der findes specielt meget kalk i dild, fennikelfrø, sesamfrø, bønner, ærter, linser, groft brød, bladgrønt (som kørvel, karse, spinat, persille og dild), nødder, mandler, mælkeprodukter og fuldkornsprodukter, herunder klid. Desuden er der kalk i grøntsager som gulerødder, tomater, kål og kartofler.

Kalk findes i: Du kan få kalk ved at spise birkesfrø, ost, drikke mælk eller spise sesamfrø. Kalk optages bedst sammen med D-vitamin, som du får fra mælkeprodukter eller sollyset. Kalkmangel kan give knogleskørhed.

Den daglige anbefalede tilførsel af kalk er 800 mg. Det svarer til ca. 7 dl mælk om dagen eller 80 g ost.

Kalk optages bedst med vitamin D og magnesium

Det er vigtigt med kalk hele livet, men når de hormonelle forandringer begynder, er det særlig vigtigt, fordi du ellers risikerer, at dine knogler lige så stille går i gang med at afkalke. Kalk optages bedst sammen med vitamin D og magnesium. Både kalk og D-vitamin findes naturligt i mælkeprodukter og æg. Desuden får du D-vitamin via sollyset. Når solen skinner på huden, omdannes kolesterol i huden til D-vitamin. Det er nok med 5-30 minutters daglig eksponering.
Læs mere om D-vitamin i Kapitel 7, under immunforsvaret.

Sørg for at få magnesium

Magnesium fremmer optagelsen af kalk i knoglerne. Magnesium findes især i sesamfrø, hørfrø, krydderier, nødder, mandler og bønner.
Anbefalet daglig tilførsel af magnesium er: 280 mg. Det svarer til: ca. 75 g sesamfrø (birkesfrø eller hørfrø), 50 g hvedeklid eller 100 g cashewnødder. Man kan også få brusende magnesiumpulver, der opløses i vand. Det fås i helsekosten.

ℰℜ   Er mælk sundt eller usundt?

Det er rigtigt, at mælk ikke er sundt – hvis det drejer sig om kold fabriksproduceret mælk direkte fra køleskabet. Ifølge ayurvedisk teori er det sundere med mælk i sin naturlige form. Mælken bør være kogt og varm, lige som når det kommer fra koen. Desuden bør man vælge mælk, der ikke har været homogeniseret. Vælg den fuldfede mælk, som sødmælk eller fløde. Man kan tilsætte kardemomme, kanel, vanilje, og ingefær og andre fordøjelsesfremmende krydderier til mælken. Ifølge ayurveda er mælk i sin naturlige form noget af den bedste medicin i overgangsfasen, fordi det virker hormonelt afbalancerende og nærer hele kroppen.

Mælkefedtet er fyldt med vitaminer

Undersøgelser har vist at mælkefedtet i sødmælk, fløde og ost indeholder en lang række sunde næringsstoffer, som de sunde omega 3 fedtsyrer, de fedtopløselige vitaminer A, D, E og K, samt vitamin K2 der ikke findes i ret mange andre fødevarer, og som både hjælper imod knogleskørhed og åreforkalkning. Når man fjerner fedtet fra mælken, fjerner man også en række af de sunde næringsstoffer. Derfor er fedtfattig mælk ikke tilstrækkeligt nærende. Fuldfed sødmælk indeholder for eksempel dobbelt så meget folinsyre og 10 gange mere vitamin A, end minimælk og skummetmælk.

Mælk gavner hormonbalancen

Forskning ved Harvard universitet har desuden vist at fuldfede mælkeprodukter er gavnlige for fertiliteten hos kvinder, hvorimod fedtfattige mælkeprodukter svækker fertiliteten. Der foreligger adskillige Harvard undersøgelser, hvor forskerne har fulgt over 18.000 kvinder gennem otte år eller længere. Undersøgelserne har vist en reduceret forekomst af anovulatorisk infertilitet, et tegn på hormonel ubalance, hvis kvinder spiser de fuldfede mejeriprodukter. Og omvendt, hvis kvinder indtager fedtfattige mælkeprodukter, ser man en øget forekomst af anovulatorisk infertilitet. Disse undersøgelser tyder på, at det er mere gavnligt for den kvindelige hormonbalance, når kvinder holder sig til de fuldfede mælkeprodukter.

Indtag mælken alene

Husk at mælk bør indtages alene, separat fra andre måltider, som et mellemmåltid. Mælk indeholder stort set alle næringsstoffer og kræver derfor fordøjelsens fulde kapacitet. Der er altså ikke kapacitet til at fordøje andre fødevarer samtidigt. Da mælk er fuldt ud næringsrigt, behøver mælk ikke at kombineres med andre fødevarer.

Om mælk gælder det: *'Eat it alone or leave it alone.'*

Se opskrift på varm kryddermælk i Kapitel 8, under Kvindekostplanen.

Lav din egen fedtfattige mælk

Hvis du ønsker at få fedtfattig mælk, er det bedst at undgå fabriksproduceret mælk, som eksempelvis alle de forskellige fedtfattige mælkeprodukter på hylderne i supermarkedet. I stedet kan du lave din egen fedtfattige mælk på naturlig vis. Det er meget sundere – og billigere - at lave det selv.

1. Skum fløden: Du kan for det første skumme fløden af sødmælken med en træspatel. Når sødmælken har stået lidt, samler fløden sig oppe ved overfladen af sødmælken, og her kan man let tage fløden af med en træspatel. Brug gerne fløden til ansigtsmaske. Læs mere i Kapitel 3, om hudpleje.

2. Bland vand i: For det andet kan du selv blande vand i sødmælken eller fløden og så røre rundt med en ske. Det er den naturlige vej. Du kan variere hvor meget vand du kommer i, og på den måde selv bestemme om du skal have promillemælk, minimælk, skummetmælk eller letmælk.

Gårdmælk er sundest

Den naturligste - og dermed sundeste mælk - er gårdmælk, den næstbedste er uhomogeniseret økologisk eller biodynamisk sødmælk, hvor mælkefedtet har sin naturlige form, som kroppen kan genkende og fordøje. Økologisk og biodynamisk mælk indeholder desuden omega-3- og omega-6-fedtsyrer i et nøje afstemt forhold, der beskytter mod sygdom. Og mælken bør stamme fra køer, som bliver behandlet omsorgsfuldt, får økologisk foder og rent vand og kommer ud i frisk luft og sol på grønne græsmarker. Og hvor mælken først bliver malket efter, at kalven har drukket sig helt mæt, for at hjælpe koen af med det overskydende mælk, der ellers står og spænder i yverne.

଼୦   **Sunde mælkeprodukter:**

De kan lettere kan fordøjes, omsættes, optages og forbrændes:

- Økologisk rå mælk, direkte fra koen.
- Varm, uhomogeniseret økologisk sødmælk kogt med krydderier.
- Friske økologiske, fuldfede, flydende, syrnede mælkeprodukter som kærnemælk og drikkeyoghurt (uden tilsætningsstoffer).
- Friske økologiske, fuldfede, syrnede faste mælkeprodukter som A-38, yoghurt, ymer, acidophilus, skyr og cremefraiche.
- Frisk økologisk flødeost, fetaost, salatost og hytteost.
- Frisk hjemmelavet ost (paneer) og friske faste, milde økologiske oste.

૭૭   Derfor er mælk sundt

Nærende: Mælk har et højt indhold af mange næringsstoffer, specielt protein, kalk, kalium og magnesium samt vitamin A, D, E, K2, samt vitamin B12 (i små mængder) og er derfor meget nærende.

Sund tarmflora: Mælkesyrebakterierne i syrnede mælkeprodukter er med til at bevare en sund tarmflora. Det giver en bedre fordøjelse og et stærkere immunforsvar og forebygger kolonisering med gærsvamp og oppustethed.

Slankende og forebyggende: Forskning på Frederiksberg Hospital har vist, at mælk virker slankende. Mennesker, der har fået mange mælkeprodukter i opvæksten, er generelt sundere, får færre slagtilfælde og lever længere.

Livsforlængende: Forskning har vist, at vegetarer, som indtager mælkeprodukter, har et bedre helbred og mindre sygdomsrisiko end veganere (vegetarer, som ikke indtager mælkeprodukter). I kulturer, hvor man drikker rå mælk hver dag, er der en tendens til, at folk lever meget længere som Tibet, Schweiz og det græske øhav.

Beroligende: Mælk virker beroligende på nervesystemet og får kroppen til at slappe naturligt af. Varm mælk kogt med krydderier sænker stress og giver en bedre søvn. Når du er afslappet, stimuleres hele kroppens fordøjelsesproces, og det er sandsynligvis derfor, at mælk fremmer fordøjelsen og lindrer forstoppelse.

Rismælk, mandelmælk og havremælk er ifølge ayurvedisk teori en form for 'gammel' mad, der kan holde sig i månedsvis. Det øger risikoen for frie radikaler, desuden kan der være tilsat konserveringsmidler, smagsstoffer og farvestoffer. Hvis man selv laver det og drikker det frisk kan det bruges som erstatning for sødmælk.

Nyd lassi som mellemmåltid

Lassi er en drik, som er særlig velegnet til kvinder, der gerne vil styrke deres knogler, for den indeholder store mængder kalk i letoptagelig form. Nyd den til frokost eller som mellemmåltid om eftermiddagen.

Opskrift: 1 dl fuldfed A-38 eller yoghurt, 2 dl lunkent kogt vand, 3 spsk. rosenvand, 1 tsk. kardemomme, ½ tsk. vanilje, 1 spsk. agavesirup. Det hele blendes, og drikken er klar.

Vitamin K styrker knoglerne

Forskning har vist, at vitamin K har afgørende betydning for knogletætheden og kan forebygge knogleskørhed og brækkede knogler. K2-vitamin nedsætter risikoen for knogletab og knoglebrud.

Der er to former: K1 og K2. Vitamin K1 aktiverer den komplicerede proces, der får blod til at størkne (koagulation). K1 kan til en vis grad omdannes i kroppens forskellige væv til en undertype af K2.

Vitamin K2 aktiverer proteiner med betydning for knoglestofskiftet. Forskning tyder på, at den vitamin K2, vi indtager direkte gennem kosten, beskytter os imod hjerte-kar-sygdomme, giver sundere hud og stærkere knogler og kan fremme hjernefunktionen. Vitamin K1 findes i bladgrønt, specielt persille, spinat og kål og planteolier. Vitamin K2 findes i smør og ost.

Forskning over vitamin K2

I flere studier er behandlingen med vitamin K2 kombineret med vitamin D, og det er den kombination ser ud til at virke bedst.

I en undersøgelse fra Japan er der hos 241 patienter med osteoporose fundet nedsat antal rygsammenfald fra 30 til 13, efter to års behandling med 45 mg K2 dagligt. I en undersøgelse fra Canada hvor man behandlede 440 kvinder med osteopeni med 5 mg K1 dagligt, fandt man efter 4 år en reduktion i det samlede antal kliniske frakturer fra 21 til 11, men ingen forskel på sammenfald i rygsøjlen.

Samlet set påvirker vitamin K sammensætningen af knoglestrukturen og kan reducere antal af brækkede knogler. Hos patienter i blodfortyndende behandling med vitamin K antagonister er vitamin K tilskud kontraindiceret. Læs mere om Vitamin K på hjemmesiden for Osteoporoseforeningen.

De doser af vitamin K2, der er brugt i kliniske studier, er omkring 45 mg per dag, mens dosis af K1 er mellem 1 og 5 mg dagligt.

Behovet for kvinder angives normalt til 90 mikrogram dagligt, og behovet for mænd til 120 mikrogram. Der er imidlertid ikke set bivirkninger ved at indtage K1-vitamin og K2-vitamin i høje doser, op til 135 milligram dagligt, altså 1000 gange større end det anbefalede daglige indtag. Heller ikke øget tendens til dannelse af blodpropper.

Dine knoglers største fjender

Undgå følgende, som ifølge forskningsresultater kan svække knoglerne: Rygning, kulsyreholdige drikke, sodavand specielt cola, og alkohol. Ifølge ayurvedisk teori gælder det også kød, fisk, fjerkræ og anden syredannende kost, som hvidt sukker og slik, sure umodne frugter, eddike og syltede fødevarer, sort kaffe uden mælk, de fleste gule (sure) juicer, tilsætningsstoffer, rester af sprøjtemidler, rabarber, og spinat. Undgå disse fødevarer så vidt muligt.

Spiser du ikke mælkeprodukter?

Hvis du ikke spiser mælkeprodukter, er det sværere at få tilstrækkeligt med kalk og D-vitamin. For dig er det ekstra vigtigt at få dækket dit kalkbehov gennem andre fødevarer som sesamfrø, bønner, ærter, linser, fuldkornsbrød, bladgrønt, dild, nødder, mandler og klid, og det er ekstra vigtigt at komme ud i solen hver dag. Hvis du ikke spiser mælkeprodukter, er det vigtigt at gå regelmæssigt til lægen og få taget blodprøver, der viser kalk og vitamin D. Hvis du mangler kalk og D-vitamin, kan det være nødvendigt med et kosttilskud. Læs mere om kosttilskud og kalk i Kapitel 2, under hår og negle.

Tåler du ikke mælkeprodukter?

Hvis du ikke tåler mælkeprodukter, kan du med fordel læse bøgerne 'The Go Green Diet' eller 'The Female Monthly Cycle.' Bøgerne indeholder detaljerede guider til hvordan man håndterer mælkeintolerance og hvordan man kan subsituere komælk.

Har du fået konstateret sarte knogler?

Følg de forebyggende råd her i bogen. Derudover kan det være nødvendigt i alvorligere tilfælde at tage medicin. Den medicin, der som regel er acceptabel, er bisphosphonater, som er et mineraltilskud, der indeholder fosfor. Fosfor er et mineral, der hjælper kalken med at blive i knoglerne.

Emilia van Hauen

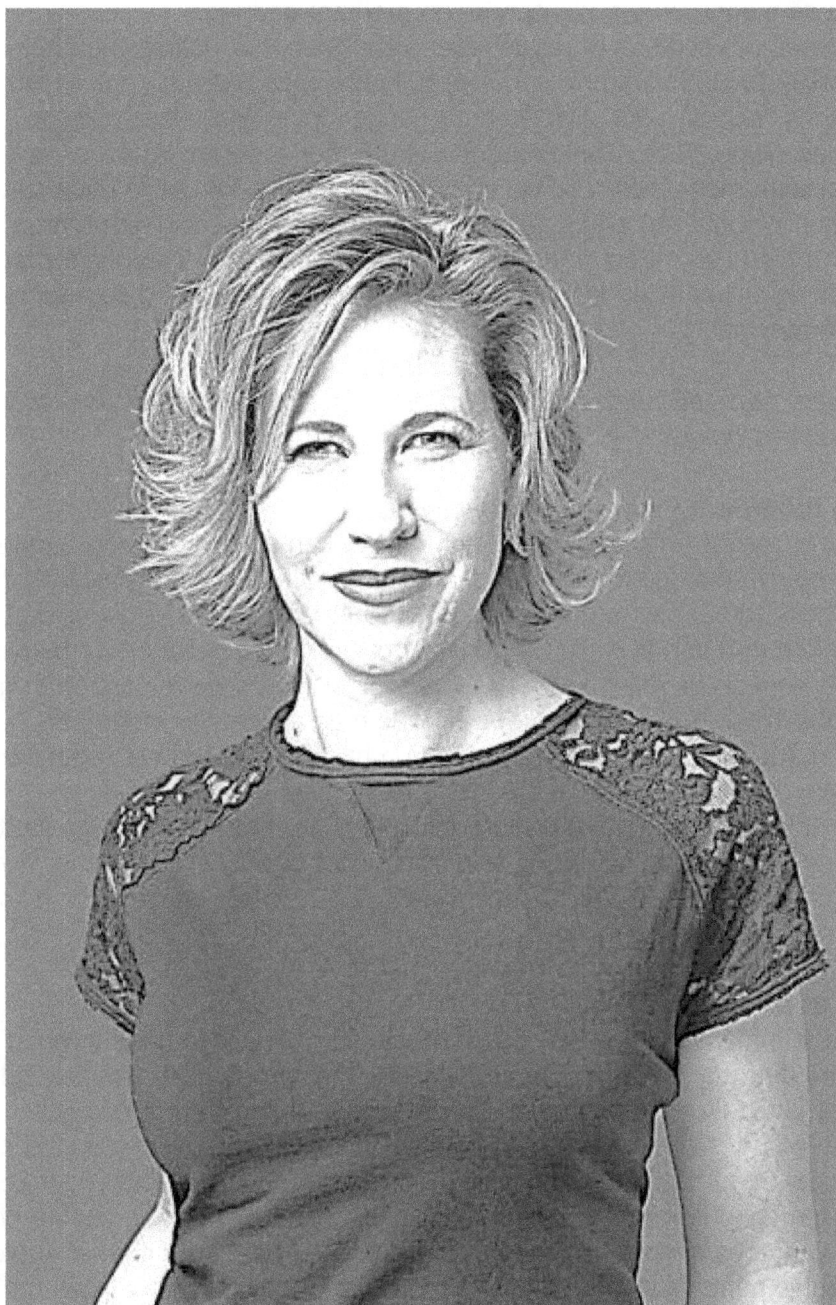

ଚ୍ଚ Emilia van Hauen har et medfødt rygproblem

Emilia kom med rygproblemet skoliose, som er en medfødt sidekrumning af rygsøjlen. Hun har derudover haft en fibersprængning i lænden efter et biluheld. Emilia har arbejdet i mange år med sin ryg via træning og mensendieck, og det har hjulpet rigtig meget. Faktisk har hun trænet så meget, at hun har opnået en markant bedring.

Hun blev instrueret i en serie på ni yogaøvelser for ryggen, der udføres i en helt bestemt rækkefølge. Første gang hun udførte sekvensen, kunne man tydeligt høre en lyd, der var tegn på, at ryggen faldt på plads. Det skete to gange i løbet af øvelsesrækken.

For de fleste med rygproblemer forværres problemet med alderen. Emilia er et godt eksempel på, at man med alderen og via en personlig indsats kan blive både sundere og stærkere. Trods hormonelle forandringer, der normalt forringer knoglestrukturen, har hun styrket knogler og led i en sådan grad, at hendes rygproblem er væsentlig forbedret, og pga. den flittige træning er hun i mindre risiko for at udvikle knogleskørhed som følge af hormonelle forandringer.

Emilia van Hauen, født 1967, gift og mor til to børn og ekstra mor til et bonusbarn, sociolog, forfatter og foredragsholder:

Vi er the late bloomers – en kæmpe kapacitet

"Jeg synes, det er meget fascinerende, at ayurvedaen kan afdække, hvilke sygdomme jeg er disponeret for, og hvordan jeg forebygger dem. Jeg har altid haft en forestilling om, at jeg kunne blive mindst 100 år gammel. Det er cool at få at vide, at jeg er uhyggeligt sund, og at jeg kan blive ældre end det, hvis jeg foretager et par justeringer. Nu er jeg begyndt at spise et krydderimiks, som skulle rense leveren, og jeg forsøger at sove mindst otte timer hver nat. Charlottes kombinerede baggrund som dansk læge med ayurvedisk viden plus hendes meget overbevisende måde at diagnosticere min situation har gjort, at jeg har taget hendes råd til mig og er motiveret for at følge dem.

Yogaøvelserne er nemme og logiske at udføre, og jeg kan mærke, at de lige sætter min ryg på plads, når jeg laver dem. Med en ryg som min er det vigtigt, at jeg træner hver dag, og det her er en god løsning, fordi øvelserne er hurtige og nemme at lave og kun kræver et gulv!"

Det er skønt at blive ældre

"I dag føler jeg mig hjemme i mig selv på en måde, som giver mig både tryghed og styrke til at gå ud og gøre det, jeg har lyst til. Jeg synes ikke, min ungdom var specielt sjov – selv om jeg havde et ret aktivt liv – for jeg havde enormt svært ved at placere mig selv i verden, i hvert fald på en måde, så det gav mening og formål. Måske også fordi jeg altid har haft både min mors spanske og min fars danske kultur med mig som en slags indbygget konflikt om, hvad og hvem jeg egentlig var. Samtidig var det tidspunktet, hvor unge yuppie-piger for første gang forventedes at gøre karriere for fuld skrue, og jeg endte med at kopiere min far frem for at forfølge mine egne interesser, som jeg ikke troede, der var nogen muligheder i. Først da jeg blev 29, landede jeg i det studie, hvor jeg fra første dag følte, at nu var jeg kommet hjem. På alle planer! Så meget, at jeg tog mine studiebøger med i seng som godnatlæsning. Men det største var nok, at jeg opdagede, hvilken magt jeg havde til at skabe mig et liv, som jeg selv syntes var sjovt. Hvor alt, hvad jeg selv valgte, kun var baseret på én ting, nemlig lyst. Og det var noget af en åbenbaring! Det var også på det tidspunkt, jeg mødte min mand. Et nyt liv startede, og jeg synes, det bare er blevet bedre og bedre lige siden.

30'erne var mand, børn, bolig, karriere, etablering. Nu er jeg landet på mange forskellige niveauer, og jeg bruger ikke særlig meget energi længere på at spørge mig selv om, hvem er jeg, hvor skal jeg bo, og hvad skal jeg lave. Nu handler det mere om karakteren af, hvordan jeg skal gøre de ting – og mest af alt, hvordan jeg skal prioritere min tid, så det er de rigtige ting, jeg bruger mest tid på. Det er en daglig udfordring. Ellers oplever jeg generelt en stor frihed i min hverdag til at leve det liv, jeg faktisk drømmer om.

40'erne er også livserfaring. Jeg er blevet meget mere klar på mine grænser og siger fra, uanset om det er i en kø i supermarkedet eller hjemme. Kvinder har masser af aggression i sig. Vi har bare lært, at vi ikke må vise den, og det er vel det, der kan gøre os bitre. I stedet skal vi lære at leve aggressionen ud som en handlekraftig vrede – det skaber frihed.

Alting bliver også mindre sort og hvidt med alderen. Man ved, at svære og uoverskuelige situationer har en ende, og det giver en ro, man ikke havde som yngre. Man har et andet overblik, man er mere tilgivende over for sig selv og er blevet bedre til at sige 'pyt, så når jeg det bare i morgen'."

Man er jo ikke 25 længere

"Objektivt kan jeg jo godt se, at det hele ikke længere sidder i festhøjde, som da jeg var 25. Alligevel har jeg det bedre med min krop end nogensinde før, for på en mærkelig måde har jeg ligesom indtaget den, så den er min og passer til min identitet og mit sind. Og så sker der altså noget med en kvindes seksualitet, når hun runder de 40. Det føles, som om man også erobrer den side af sig selv hjem, så den er noget, der tjener en selv, frem for at være noget, andre kan benytte sig af.

Overgangsalderen har jeg aldrig rigtig skænket en tanke. Jeg ved endnu ikke, om jeg vil opleve det som en lettelse at slippe for menstruationerne og få lov til at komme helt hjem i min egen krop, eller om jeg vil begræde, at nu er den tid slut for altid. Det vil vise sig."

The late bloomers

"Jeg forventer at blive over 100 år. Jeg er sikker på, at min generation kommer til at leve rigtigt længe. Og set i lyset af den bevidsthed, der allerede findes om at leve sundt og aktivt, er jeg ikke i tvivl om, at vi tilbyder en kæmpe kapacitet efter de 45. Det er her, vi kan bidrage på højt niveau. Det er her, det hele først rigtig begynder. Vi slipper de første års yngelpleje af de helt små, vi blomstrer og har rigtig meget at give. Vi er det, man kalder 'the late bloomers'. Vi er klar til at sparke r..., når de andre først skal til at begynde!

Forventningen om at blive 100 år gør også, at jeg ikke har så travlt mere. Der er jo masser af tid! Og mange forskellige liv at leve. Herligt!"

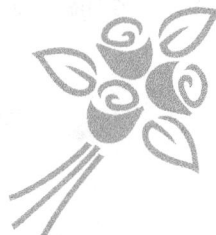

PRODUKTGUIDE – HVOR KØBER DU DET HENNE?

Aloe vera (juice)
100 procent ren aloe vera-juice fås i helsekosten.

Aromaterapi
Æteriske olier kan købes via nettet eller i helsekosten.

Ayurvediske sundhedskonsulenter
Maharishi Ayurveda-konsulenter kan findes på www.ayurveda.dk.

B-12-vitamin
(Methylcobalamin) fås i helsekosten.

Baldriandråber
Fås i helsekosten.

Bipollengranulat
Fås i helsekosten.

Birkesfrø
Fås i helsekosten, fødevarebutikker eller hos materialisten.

Bisphosphonater
Udskrives på recept hos lægen og fås på apoteket.

Brændenældete
Fås i helsekosten eller hos materialisten.

Bukkehornsfrø
Hele, knuste eller kværnede bukkehornsfrø fås i helsekosten, indiske butikker eller hos materialisten.

Byg
Hele bygkorn, knækket byg, perlebyg, bygflager eller bygmel fås i helsekosten, indiske butikker samt i nogle fødevarebutikker.

Detox – ayurvedisk udrensningskur
Panchakarmakur: Læs mere på Charlotte Bechs hjemmeside.

Carob
Fås i helsekosten.

D-vitamin
Fås i helsekosten og på apoteket.

Eukalyptusolie
Fås i helsekosten, hos Matas og på apoteket.

Eksotiske bær
Saft fra bær som goji, açai eller acerola fås i helsekosten.

Fennikelfrø
Fås i helsekosten og indiske butikker.

Figensaft
Fås i helsekosten – eller du kan lave den selv.

Grapekerneekstrakt
Fås i helsekosten.

Graviditet
Du kan få hjælp via naturlige og holistiske metoder hos kinesisk læge og akupunktør Qunhui
Mao og hos læge Charlotte Bech

Græskarkerneolie
Fås i helsekosten og enkelte fødevarebutikker.

Guldsejl
Fås i helsekosten.

Gule mungbønner
Fås i helsekosten og i indiske butikker.

Gyldenriste
Fås i helsekosten.

Gærekstrakt
Fås i helsekosten og fødevarebutikker.

Gærflager
Fås i helsekosten.

Handsker af råsilke
Kan købes via www.vedashop.se og www.ayurveda.nl

Humle
Fås i helsekosten i form af dråber (ekstrakt) eller te.

Hvedekim
Fås i helsekosten.

Hvedekimolie

Fås i helsekosten.

Hvedeklid
Fås i helsekosten eller i fødevarebutikker, eller i morgenmadsprodukter.

Hørfrø
Kværnede/knuste hørfrø kan fås i helsekosten og hos materialisten.

Hørfrøolie
Fås i helsekosten, hos materialisten samt i nogle fødevarebutikker.

Håndvægte
Til gåturen, fås via nettet, håndvenlige håndvægte med neopren.

Indiske butikker
Dhadra Food Store, Nørrebrogade 60, Kbh. N: 35 39 53 77
Save Cash and Carry, Islevdalvej 100, 2610 Rødovre
Moughal Food Store, Vesterbrogade 118 1620 København V
Østens Specialiteter, Park Alle 9, 8000 Århus C
Ankara Dan Export, Blågårdsstræde 2, 4000 Roskilde
Bazar Fyn, Thriges Plads 3-7, 5000 Odense C
Dania, Frederiks Allè 116, 8000 Aarhus
Bazar Vest, Edwin Rahrs Vej 32, 8220 Brabrand
JDM Kiosk, Nørregade 24, 8700 Horsens
Midtpoint Kiosk, Østervold 5, 8900 Randers

Kamillete
Fås i helsekosten og hos materialisten.

Kikærtemel
Fås i indiske butikker eller helsekosten.

Klaret smør
Hedder også ghee. Fås i mange helsekoster. Køb frisklavet klaret smør i glas, ikke på dåse.
Man kan også lave det selv, se opskriften i Kapitel 1, under fedtstoffer.

Kogebøger med ayurvedisk og vegetarisk mad
Det kærlige køkken, Kirsten Skaarup.
Det indiske vegetarkøkken, Sumana Ray.
Rørvig kogebogen, Maharishi Ayurveda Rørvig.
Heaven's Banquet: Vegetarian Cooking for Lifelong Health the Ayurveda Way, Miriam Kasin Hospodar.
The Hare Krishna Book of Vegetarian Cooking.
The Ayurvedic Cookbook, Amadea Morningstar and Urmila Desai.
Ayurvedic Cooking for Westerners, Amadea Morningstar.
Ayurvedic Cooking for All, Amadea Morningstar.

Kokosolie
Fås i helsekosten og hos materialisten.

Kokossukker
Fås i dagligvarebutikker.

Kolesterolmåler
Hjemmeapparat til måling af kolesteroltal, fås på apoteket eller via nettet

Kristpalmeolie
Også kaldet ricinusolie eller amerikansk olie, fås i helsekosten.

Krydderier
Fås i helsekosten, hos materialisten, i fødevarebutikker samt i indiske butikker.

K-vitamin
Fås i helsekosten eller på nettet.

Kæmpenatlysolie
Fås i helsekosten.

Massage
Oprindelig klassisk ayurvedisk massage kan fås hos Anne Højer Christensen, Højelsevej 18, St. Salby, 4600 Køge, 51 23 16 01, eller hos Mette Skov 30 30 71 73 eller Henning Hansen i Hillerød 41 60 16 60.

Meditation, TM-meditation
Transcendental Meditation kan man lære hos Charlotte Bech eller via Foreningen for Transcendental Meditation.

Mentholsalve
Indeholder kamfer, fyrreolie, eukalyptusolie m.m. Fås på apoteket, hos materialisten eller i helsekosten.

Mineraltilskud
Fås i helsekosten og hos materialisten.

Mælkebøttete
Fås i helsekosten.

Mælkebøtteekstrakt
Friskpresset mælkebøttesaft fås i helsekosten.

Mælk og mælkeprodukter
Økologiske, fuldfede, uhomogeniserede mælkeprodukter fås i fødevarebutikker.

Olivenbladsekstrakt

Fås i helsekosten.

Oreganoekstrakt
Fås i helsekosten.

Perikumtabletter
Fås i helsekosten, hos materialisten eller på apoteket. Bodylotion med perikum fås i helsekosten eller via nettet.

Rapadurasukker
Fås i helsekosten.

Rapsolie
Fås i helsekosten og fødevarebutikker.

Rosengeranium
Æterisk olie af rosengeranium fås i helsekosten og fødevarebutikker.

Rosenvand
Fås i de fleste indvandrerbutikker. Rosenvand fremstilles bl.a. i Tyrkiet, Rumænien og Ungarn. Marmelade lavet af rosenblade fås i indiske butikker.

Røde linser
Fås i fødevarebutikker og i helsekosten.

Rygbold
Fås i sportsforretninger eller via nettet.

Røde ris
Fås i helsekosten og fødevarebutikker.

Rødkløver
Kan plukkes i vejgrøfter og skovkanter.

Salvie
Salviete kan købes i helsekosten – eller dyrkes på altanen eller i haven.

Sativaolie
Fås i helsekosten.

Sesamfrø, knuste med salt
også kaldet gomasio. Fås i helsekosten, delikatessebutikker og enkelte fødevarebutikker.

Sesamolie
Økologisk koldpresset sesamolie kan fås i helsekosten og i fødevarebutikker.

Sesamsmør

Også kaldet tahin (Pasta af kværnede sesamfrø), fås i helsekosten og i mange fødevarebutikker.

Shampoo, ayurvedisk
Fås via www.vedashop.se

Sort kommenolie/sativaolie
Fås i helsekosten.

Sorte sesamfrø
Fås i indiske butikker.

Stensalt/klippesalt
Stensalt (klippesalt, himalayasalt) fås i helsekosten.
Sort salt (kala namak) fås i indvandrerbutikker.

Tang
Fås i mange asiatiske butikker.

Taremel
Tørret og pulveriseret tang, som kan bruges i madlavningen. Fås i helsekosten.

Tidselolie
Fås i helsekosten og i mange fødevarebutikker.

Triphalapulver
Fås i indiske butikker.

Urteekstrakter
Fås i helsekosten.

Verbena
Kan dyrkes på altanen eller i haven.

Økologiske cremer
Cremer og ayurvediske hudplejeprodukter købes online fra Vedashop i Sverige.

Ølgær
Også kaldet gærflager, fås i helsekosten.

KILDEHENVISNINGER

Listen over kildemateriale er ikke komplet. Kilder er udeladt i de tilfælde, hvor forlaget og forfatteren har vurderet, at den videnskabelige dokumentation er alment kendt. I de tilfælde, hvor dokumentation er nævnt, er der kun udvalgt enkelte eksempler, da det vil være for omfattende at tage alle kilder med, og da det ikke er bogens formål systematisk at gennemgå samtlige videnskabelige artikler med relevans for bogens emner. Hvis man har spørgsmål til kildematerialet, er man velkommen til at kontakte forlaget eller forfatteren.

Institutter og organisationer
Dansk Lægemiddel Information. Strødamvej 50 A, 2100 Kbh. Ø
Miljøstyrelsen. Strandgade 29, 1401 Kbh. K.
Sundhedsstyrelsen, Islands Brygge 67, 2300 Kbh. S.
Dansk Serum Institut, Artillerivej 1, 2300 Kbh. S.
Fødevarestyrelsen, Ministeriet for Fødevarer, Landbrug og Fiskeri, Bygade 19, 2860 Søborg.
Lægemiddelstyrelsen, Axel Heides Gade 1, 2300 Kbh. S.
Institut for Rationel Farmakoterapi, Axel Heides Gade 1, 2300 Kbh. S.
Danmarks Apotekerforening, Kanonbådsvej 10, 1437 Kbh. K.
Fødevaredatabanken, Ministeriet for Fødevarer, Landbrug og Fiskeri, Afdeling for Ernæring, Mørkhøj Bygade 19, 2860 Søborg.
Maharishi Ayurveda Danmark, Mausingvej 16, Kjellerup.
Maharishi Ayurveda Sverige, Forsbyvägen 32 H 741 43 Knivsta.
Transcendental Meditation, Mausingvej 16, Kjellerup.
Dansk Teknologisk Institut, Anker Engelunds Vej, 2800 Lyngby.
Center for Ernæring og Terapi, CET, Hejrevej 39, 3. sal, 2400 Kbh. N

Bøger om Ayurveda
Stefan og Yvonne Lagrosen: *Frisk och Framgångsrik med Maharishi ayurveda*. Syneidos, 2010.
N. Lonsdorf et al.: *A Woman´s Best Medicine*. Jeremy P. Tarcher/Putnam, Penguin Putnam inc. New York, 1995.
N. Lonsdorf: *Ageless Woman: Natural Health and Beauty after Forty*. MCD Century Publications, LLC, 2004.
Charlotte Bech: *Godt og sundt året rundt. Lægens 365 råd til bedre helse*. Documentas, 2010.
Charlotte Bech: *Godt og sundt for børn. Lægens ABC for naturlige børn*. Nyt Nordisk Forlag, 2011.
Charlotte Bech: *Bliv naturligt gravid*. Politikens Forlag, 2012.
Charlotte Bech: *The Female Monthly Cycle: How to tap into your secret power*. Forlaget Guldkornene 2015.
Monica Krog-Meyer: *Plusalderen*. People's Press, 2011.
S. Muzumdar: *Yoga for kvinder*. Borgens billigbøger, 1964.
J. Bock m.fl.: *Gynækologi*. Munksgaard, 1998
Ib Lorenzen m.fl.: *Medicinsk kompendium*. Nyt Nordisk Forlag, 1999.
K.L. Bhishagratna (Eds. & Trans.): *Sushruta Samhita* (Vol. I, II, and III). Chowkhamba Press, Varanasi, India (1981): Chowkhamba Sanskrit Studies Series, Vol. XXX.
K.R.S. Murthy (Ed. & Trans.): *Sarngadhara-Samhita*. Chaukhambha Orientalia, Varanasi, India (1984), Jaikrishnadas Ayurveda Series, no. 58.
K.R.S. Murthy (Ed. & Trans.): *Vagbhata's Ashthanga Hridayam* (Vol. I & II). Krishnadas Academy, Varanasi, India: Chowkhamba Sanskrit Series, 1991, Krishnadas Ayurveda Series, no. 27.
A. K. Nadkarni: *Indian Materia Medica*. Popular Prakashan Private Limited, A.J. Printers (1976), New Delhi, India.
S. M. Monier-Williams:*Sanskrit-English Dictionary*. Motilal Banarsidas, New Delhi, India,1986.
Murthy, K.R.S. (Ed. & Trans.): *Madhava Nidanam (roga viniscay)*. Chaukhambha Orientalia, Varanasi, India, Jaikrishnadas Ayurveda Series, no. 69, 1986.
Hari M. Sharma: *Freedom From Disease*. Toronto, Ontario, Canada, Veda Publishing, 1993.
P. V. Sharma (Ed. & Trans.): *Caraka Samhita* (Vol. I, II, & III). Chaukhambha Orientalia, Varanasi, India: Jaikrishnadas Ayurveda Series no. 36, 1981.

Artikler om - og relateret til - Ayurveda
R. Zachariae. "Psychoneuroimmunology: A bio-psycho-social approach to health and disease". Scandinavian Journal of Psychology, 2009. Dec;50(6):645-51.

C. Schubert m.fl. [Psychoneuroimmunology: An update] Zeitschrift fur Psychosomatische Medizin und Psychotherapie. 2009; 55:3-26. [Artikel på tysk].

J. Olsen m.fl.: "På sporet af bivirkningen." Lægemiddelforskning, 2000. Kbh.s Universitet, Det Farmaceutiske Fakultet, Universitetsparken 2, 2100 Kbh. Ø.

U. Sidenius m.fl.: "Hvordan kan kroppen gøre lægemidler giftige?" Lægemiddelforskning, 2002. Kbh.s Universitet, Det Farmaceutiske Fakultet, Universitetsparken 2, 2100 Kbh. Ø.

H. Sharma m.fl.: "Utilization of Ayurveda in health care: An approach for prevention, health promotion, and treatment of disease. Part 1--Ayurveda, the science of life". The Journal of Alternative and Complementary Medicine, 2007 Nov;13(9):1011-9.

L. Conboy m.fl.: "Ayurveda and Panchakarma: measuring the effects of a holistic health intervention". Scientific World Journal, 2009 Apr 27;9:272-80.

R. Mamtani m.fl.: "Ayurveda and yoga in cardiovascular diseases". Cardiology Reviews, 2005 May-Jun;13:155-62.

Anand Chaudhary and Neetu Singh. *Contribution of World Health Organization in the global acceptance of Ayurveda.* Journal of Ayurvedic Integrative Medicine. 2011 Oct-Dec; 2(4): 179–186.

R. Schneider m.fl.: "Health Promotion with a Traditional System of Natural Health Care: Maharishi Ayur-Veda". Journal of Social Behavior and Personality (1990a), 5, 3:1-27.

G. C. Bodeker: "Traditional Knowledge and Modern Health Care: An Analysis of WHO's Training Policy in Light of India's Experience with Ayur-Veda". Doctoral Dissertation, Harvard University, Cambridge, Massachusetts, 1989.

J. Glaser: "Maharishi Ayur-Veda: An Introduction to Recent Research". Modern Science and Vedic Science, 1988, Vol. 2, No. 1, Spring: 89-108.

Editorial: Journal of Research in Ayurveda and Siddha, (1989), Vol. 10, No. 3-4.

D. D. Kulkarni m.fl.: "Yogic exercises and health: a psycho-neuro immunological approach". Indian Journal of Physiology & Pharmacology, 2009 Jan-Mar;53:3-15. Review.

Kildemateriale for specifikke emner

Aromaterapi

Hur MH1, Yang YS, Lee MS. Aromatherapy massage affects menopausal symptoms in korean climacteric women: a pilot-controlled clinical trial. Evid Based Complement Alternat Med. 2008 Sep;5(3):325-8.

Albert-Puleo M. Fennel and anise as estrogenic agents. Journal of Ethnopharmacology. 1980 Dec;2(4):337-44.

Lee KB1, Cho E, Kang YS. Changes in 5-hydroxytryptamine and cortisol plasma levels in menopausal women after inhalation of clary sage oil. *Phytotherapy Research* 2014 Nov;28(11):1599-605. doi: 10.1002/ptr.5163. Epub 2014 May 7.

Yaralizadeh M1, Abedi P2, Najar S1, Namjoyan F3, Saki A4. Effect of Foeniculum vulgare (fennel) vaginal cream on vaginal atrophy in postmenopausal women: A double-blind randomized placebo-controlled trial. *Maturitas.* 2016 Feb;84:75-80. doi: 10.1016/j.maturitas.2015.11.005. Epub 2015 Nov 12.

Taavoni S1, Darsareh F, Joolaee S, Haghani H. The effect of aromatherapy massage on the psychological symptoms of postmenopausal Iranian women. *Complementary Therapy and Medicine.* 2013 Jun;21(3):158-63. doi: 10.1016/j.ctim.2013.03.007. Epub 2013 Apr 16.

Chopin Lucks B1. Vitex agnus castus essential oil and menopausal balance: a research update [Complementary Therapies in Nursing and Midwifery 8 (2003) 148-154]. *Complementary Therapy for Nursing and Midwifery.* 2003 Aug;9(3):157-60.

Indian J Med Res. 2007 Jul;126(1):68-72.

Hu Y1, Hou TT, Xin HL, Zhang QY, Zheng HC, Rahman K, Qin LP. Estrogen-like activity of volatile components from Vitex rotundifolia L. Estrogen-like activity of volatile components from Vitex rotundifolia L.

Kim HJ1. [Effect of aromatherapy massage on abdominal fat and body image in post-menopausal women]. [Article in Korean] *Taehan Kanho Hakhoe Chi.* 2007 Jun;37(4):603-12.

Kazemzadeh R1, Nikjou R2, Rostamnegad M3, Norouzi H4. Effect of lavender aromatherapy on menopause hot flushing: A crossover randomized clinical trial. *Journal of the Chinese Medical Association.* 2016 Sep;79(9):489-92. doi: 10.1016/j.jcma.2016.01.020. Epub 2016 Jul 4.

T. Yagyu: "Neurophysiological findings on the effects of fragrance: Lavender and Jasmine". *Integrative Psychiatry*, Vol. 10 No. 2 1994; pp. 62-67.

Drikke
Grace Wyshak. "Teenaged Girls, Carbonated Beverage Consumption, and Bone Fractures". Arch Pediatr Adolesc Med. 2000;154:610-613.

Fedtstoffer
P. C. Calder: "'Omega-3 polyunsaturated fatty acids and human health outcomes". Biofactors. 2009 May-Jun;35:266-72.
G. J. Myers: "Postnatal exposure to methyl mercury from fish consumption: a review and new data from the Seychelles Child Development Study". Neurotoxicology. 2009 May; 30:338-49.
M. L. Burr: "Is fish oil good or bad for heart disease? Two trials with apparently conflicting results". The Journal of Membrane Biology. 2005 Jul;206:155-63.
S. C. Dijkstra og J. M. Geleijnse: "Intake of very long chain n-3 fatty acids from fish and the incidence of heart failure: the Rotterdam Study". The European Journal of Heart Failure. 2009 Oct;11(10):922-8.
Medicinske nyheder: "Mættet fedt øger ikke risikoen for hjerte-kar-sygdom". Ugeskrift for læger, 172/13-14. 29. marts 2010.

Frie radikaler
M. H. Carlsen m.fl.: "The total antioxidant content of more than 3100 foods, beverages, spices, herbs and supplements used worldwide". Nutrition Journal, 2010 Jan 22;9:3.

Gensplejsede fødevarer
J. M. Smith: *Genetic Roulette: The Documented Health Risks of Genetically Engineered Foods*. Yes! Books, Fairfield, IA 2007.
J. M. Smith: *Seeds of Deception*. Yes! Books, Fairfield, IA 2007.
J. R. Latham, m. fl.: "The Mutational Consequences of Plant Transformation". The Journal of Biomedicine and Biotechnology, 2006, Article ID 25376: 1-7-
A. Wilson, m.fl.: "Transformation-induced mutations in transgenic plants: Analysis and biosafety implications". Biotechnology and Genetic Engineering Reviews, Dec. 2006, Vol. 23.
Mae-Wan Ho: "Transgenic lines proven unstable". ISIS Report, October 23, 2003.
Netherwood m.fl.: "Assessing the survival of transgenic plant DNA in the human gastrointestinal tract". Nature Biotechnology, 22 (2004): 2
Chowdhury, m.fl.: "Detection of genetically modified maize DNA fragments in the intestinal contents of pigs fed StarLink CBH351". Veterinary and human toxicology, March 2003: 45, no. 2, 95–6; 45.
Irina Ermakova: "Genetically modified soy leads to the decrease of weight and high mortality of rat pups of the first generation. Preliminary studies". Ecosinform 1 (2006): 4–9.
Warangal District, Andhra Pradesh: "Mortality in Sheep Flocks after Grazing on Bt Cotton Fields". Report of the Preliminary Assessment, April 2006.
Mae-Wan Ho: "GM Ban Long Overdue, Dozens Ill & Five Deaths in the Philippines". ISIS Press Release, June 2, 2006.
Mae-Wan Ho og Sam Burcher: "Cows Ate GM Maize & Died". ISIS Press Release, January 13, 2004.
Mae-Wan Ho: "Study Result Not Final, Proof Bt Corn Harmful to Farmers". BusinessWorld, March 2, 2004. Mae-Wan Ho: "Genetically Modified Crops and Illness Linked". Manila Bulletin, March 4, 2004.

Hormoner - phytoøstrogener
Hwang KA1, Choi KC. Anticarcinogenic Effects of Dietary Phytoestrogens and Their Chemopreventive Mechanisms. Nutrition and Cancer. 2015;67(5):796-803. Epub 2015 May 21.
Rietjens IM1, Louisse J2, Beekmann K2. The potential health effects of dietary phytoestrogens. British Journal of Pharmacology. 2016 Oct 9.
Sukalingam K1, Ganesan K2, Das S1, Thent ZC1. An Insight Into the Harmful Effects of Soy Protein: A Review. Clin Ter. 2015;166(3):131-9.

Hormoner - stresshormoner i kød og fisk
S. L. Gruber M.Fl.: ´´ Relationships Of Behavioral And Physiological Symptoms Of Preslaughter Stress To Beef Longissimus Muscle Tenderness.´´ *Journal Of Animal Science*, 2010 Mar;88:1148-59.

E. Micera M.Fl.: ´´ Stress-Related Hormones In Horses Before And After Stunning By Captive Bolt Gun.´´ *Meat Science*, 2010 Apr;84:634-7.

S. R. Lomborg M.Fl.: ´´ Effects Of Experimental Immunosuppression In Cattle With Persistently High Antibody Levels To Salmonella Dublin Lipopolysaccharide O-Antigens.´´ *Bmc Veterinary Research*, 2007 Aug 7;3:17.

S. Barbut: ´´Pale, Soft, And Exudative Poultry Meat--Reviewing Ways To Manage At The Processing Plant.´´ *Poultry Science*, 2009 Jul;88(7):1506-12.

H. M. Finestone M.Fl.: ´´Stress-Induced Physiologic Changes As A Basis For The Biopsychosocial Model Of Chronic Musculoskeletal Pain: A New Theory?´´ Clinical Journal Of Pain, 2008 Nov-Dec;24(9):767-75.

Lars Hagmar m.fl.: ´´Cancer incidence and mortality among Swedish Baltic Sea fishermen.´´ The *Scandinavian Journal* of *Work, Environment* & *Health, 1992;18:217-24*

S. G. Reid m. fl.: ´´The adrenergic stress response in fish: control of catecholamine storage and release.´´ Comparative Biochemistry and Physiology. Part C, Pharmacology, Toxicology and Endocrinology (SAUS), 1998 Jul;120:1-27.

S. E. Wendelaar Bonga: ´´The stress response in fish.´´ Physiological Reviews. 1997 Jul;77:591-625.

P. S. Davie og R. K. Kopf . ´´Physiology, behaviour and welfare of fish during recreational fishing and after release.´´ The New Zealand Veterinary Journal. 2006 Aug;54:161-72.

Acta Vet Hung. 1997;45:1-10.

S. G. REID M.FL.: ´´ The Adrenergic Stress Response In Fish: Control Of Catecholamine Storage And Release.´´ *Comparative Biochemistry And Physiology Part C: Pharmacology, Toxicology And Endocrinology*, 1998 JUL;120:1-27.

Klaret smør - ghee

Rani R m.fl.: "Dietary intervention of cow ghee and soybean oil on expression of cell cycle and apoptosis related genes in normal and carcinogen treated rat mammary gland". Molecular Biology Reporter, 19. november 2010.

Suhara W m.fl.: "Cow's milk increases the activities of human nuclear receptors peroxisome proliferator-activated receptors alpha and delta and retinoid X receptor alpha involved in the regulation of energy homeostasis, obesity, and inflammation". Journal of Dairy Science. 2009 Sep;92(9):4180-7.

Shankar SR m.fl.: "Serum lipid response to introducing ghee as a partial replacement for mustard oil in the diet of healthy young Indians". Indian Journal of Physiology and Pharmacology. 2005 Jan;49:49-56.

Shankar SR m.fl.: "Effect of partial replacement of visible fat by ghee (clarified butter) on serum lipid profile". Indian Journal of Physiology and Pharmacology, 2002 Jul;46:355-60.

Niranjan TG og Krishnakantha TP.: "Effect of dietary ghee: the anhydrous milk fat on lymphocytes in rats". Molecular and Cellular Biochemistry: 2001 Oct;226(1-2):39-47.

Kost - vegetar

Susan Løvstad: "Tang -sundt for krop og klima". DTU-faktablad, nr. 12 -2009, SeafoodCircle kompetencecenter.

Gary E. Fraser: "'Vegetarian diets: what do we know of their effects on common chronic diseases?" The American Journal of Clinical Nutrition. 2009 May;89(5):1607S-1612S.

J. Sabaté. "The contribution of vegetarian diets to human health". Forum *of* Nutrition, 2003;56:218-20

D.J. Jenkins m.fl.: "Type 2 diabetes and the vegetarian diet". The American Journal of Clinical Nutrition. 2003 Sep;78(3 Suppl):610S-616S.

P. B. Hill og E. L. Wynder: "Effect of a vegetarian diet and dexamethasone on plasma prolactin, testosterone and dehydroepiandrosterone in men and women". Cancer Letters, 1979 Sep;7(5):273-82.

R.O. West: "Diet and serum cholesterol levels. A comparision between vegetarians and nonvegetarians in a Seventh-day Adventist group.´´ *The* American Journal of Clinical Nutrition, 1968 Aug; 21(8): 853-62.

H. C. Wulf: ´´Very low sister-chromatid exchange rate in Seventh-Day Adventists.´´ *Mutation*

Research, 1986 Aug; 162: 131-5.

Berkel J, de-Waard F. ´´Mortality pattern and life expectancy of Seventh-day Adventists in the Netherlands.´´ *International Journal of Epidemiology*, 1983: I 2:455-9.

Kuratsune M, Ikeda M, Hayashi T. Epidemiologic studies on possible health effects of intake of pyrolyzates of foods, with reference to mortality among Japanese Seventh-day Adventists. *Environmental Health Perspectives*, 1986:67:143-6.

I. Ringstad og V. Fennebe: ´´The Tromse heart study: serum selenium in a low-risk population for cardiovascular disease and cancer and matched controls.´´ *Annals of clinical research*, 1987;19:351-4.

T.J. Key: ´´Mortality in vegetarians and nonvegetarians: detailed findings from a collaborative analysis of 5 prospective studies.´´ *The* American Journal of Clinical Nutrition. 1999; 70(suppl):516S-24S.

G. E. Fraser: ´´Determinants of high density lipoprotein cholesterol in middle-aged Seventh-Day Adventist men and their neighbors.´´ *The American Journal of Epidemiology,* 1989 Nov; 130(5): 958-65

L. C. Tapsell m.fl.:. ´´Health benefits of herbs and spices: the past, the present, the future.´´ The Medical Journal of Australia. 2006 Aug 21;185(4 Suppl):S4-24.

Kosttilskud

Ghazanfarpour M1, Sadeghi R2, Latifnejad Roudsari R3, Mirzaii Najmabadi K4, Mousavi Bazaz M5, Abdolahian S6, Khadivzadeh T4. Effects of red clover on hot flash and circulating hormone concentrations in menopausal women: a systematic review and meta-analysis. *Avicenna Journal of Phytomedicine*. 2015 Nov-Dec;5(6):498-511.

D. R. Jacobs m. fl.: ´´Food synergy: an operational concept for understanding nutrition. *"American Journal of Clinical Nutrition,* 2009 May;89(5):1543S-1548S. Epub 2009 Mar 11.

K. Overgaard. ´´Fysisk aktivitet, kosttilskud og sportsprodukter.´´ *Ugeskrift for læger*, 17. aug. 2009, s. 2377.

K. Tripp m.fl.: ´´Acceptability and use of iron and iron-alloy cooking pots: implications for anaemia control programmes.´´ Public Health Nutrition. 2010 Jan;13:123-30.

Gong J1, Fang K1, Dong H1, Wang D1, Hu M1, Lu F2: *Effect of Fenugreek on Hyperglycaemia and Hyperlipidemia in Diabetes and Prediabetes: a Meta-analysis.* J Ethnopharmacol. 2016 Aug 2. pii: S0378-8741(16)30523-2. doi: 10.1016/j.jep.2016.08.003. [Epub ahead of print]

Massage med sesamolie

D. Smith & Salerno: "Selective Growth Inhibition of a Human Malignant Melanoma Cell Line by Sesame Oil in Vitro." *Prostaglandins, Leukotrienes, and Essential Fatty Acids,* 1992, 46: 145-150.

D. Smith & Salerno: ´´The Use of Sesame Oil and Other Vegetable Oils in the Inhibition of Human Colon Cancer Growth *in Vitro*.´´ *Anti-Cancer Research*, 11: 1991, 209-216.

J. W. Salerno: ´´Selective growth inhibition of human colon adenocarcinoma and malignant melanoma cell lines by sesame oil.´´ *Dissertation from Maharishi University of Management,* Order No. 9133557

S. J. m.fl.: ´´Improvement of balance in progressive degenerative cerebellar ataxias after Ayurvedic therapy: A preliminary report.´´ Neurology India. 2009 Mar-Apr;57:166-71.

D. Z. Hsu m.fl.: ´´Protective effect of daily sesame oil supplement on gentamicin-induced renal injury in rats.´´ , *Shock*, 2009, May 18.

D. Z. Hsu m.fl.: ´´Sesame oil protects against lipopolysaccharide-stimulated oxidative stress in rats.´´ Critical Care Medicine. 2004 Jan;32:227-31.

A. J. Sara cog A. Gur: ´´Complementary and alternative medical therapies in fibromyalgia.´´ Current Pharmaceutical Design. 2006;12:47-57.

J. N. Dillard og S. Knapp: ´´Complementary and alternative pain therapy in the emergency department.´´ Emergency Medicine Clinics of North America. 2005 May;23:529-49.

H. D. Hentschel m.fl.: ´´[The history of massage in the ways of life and healing in India][Article in German].´´ Wurzburg Medizinhistorishe Mitteilungen. 2004;23:179-203

J. Sagrera Ferrándiz: ´´[Massage and health]. [Article in Spanish]." Rev Enferm. 2003 May;26(5):8-12.

Meditation

D. W. Orme-Johnson m. fl.: *Scientific Research on the Transcendental Meditation and the TM-Sidhi programme: Collected Papers* (Vol. 1-7) (1977-2016), Rheinweiler, W. Germany: Maharishi European Research University Press.
R. R. Pagano et Frumkin: ´´The effect of transcendental meditation on right hemispheric functioning.´´ Biofeedback Self Regulation. 1977 Dec;2:407-15.
F. Travis m.fl.: ´´A self-referential default brain state: patterns of coherence, power, and eLORETA sources during eyes-closed rest and Transcendental Meditation practice.´´ Cognitive Processing. 2010 Feb;11:21-30.

Menopause onset
Tehrani FR m.fl.: 'Predicting age at menopause from serum antimüllerian hormone concentration.` Menopause. 2011 Mar 29.
Biela U.: '[Determinants of the age at natural menopause].' Przegl Lek. 2002;59:165-9. Review. Polish.
Celentano E, m.fl.: Correlates of age at natural menopause in the cohorts of EPIC-Italy. Tumori. 2003 Nov-Dec;89(6):608-14.

Mælk
A.B. Søgaard: *Mælk og sundhed*. Books on Demand, 2010.
Carsten Vagn-Hansen, læge, sundhedskonsulent: ´´Er mælken sund, og er det sundt at drikke mælk´´ *Alternativ.info*, 28-07-2008
C. M. Weaver: ´´Should dairy be recommended as part of a healthy vegetarian diet?´´ American Journal of Clinical Nutrition, 2009 May; 89(5):1634S-1637S.
C. Roed m.fl.: ´´Svær vitamin B 12 -mangel hos spædbørn brysternæret af veganere.´´ *Ugeskrift for Læger*. 19. okt. 2009.
J. C. van der Pols. ´´Childhood dairy and calcium intake and cardiovascular mortality in adulthood: 65-year follow-up of the Boyd Orr cohort." *Heart* 2009; 95:1600-1606.
A. PASCHKE M.FL.: ´´ STABILITY OF BOVINE ALLERGENS DURING FOOD PROCESSING.´´ *ANNALS OF ALLERGY, ASTHMA AND IMMUNOLOGY*, 2002 Dec;89(6 Suppl 1):16-20.
R. Christensen. ´´Effect of calcium from dairy and dietary supplements on faecal fat excretion: a meta-analysis of randomized controlled trials.´´ *Obesity reviews* (2009) 10, 475–486.
A.Fiocchi m. fl.: ´´Clinical tolerance of processed foods.´´ Annals of Allergy, Asthma and Immunology. 2004 Nov; 93(5 Suppl 3):S38-46.
M. Pfeuffer og J. Schrezenmeir. ´´Bioactive substances in milk with properties decreasing risk of cardiovascular diseases.´´ *British Journal of Nutrition*. 2000 Nov;84 Suppl 1:S155-9. Review.
Medicinske nyheder. ´´*Mættet fedt øger ikke risikoen for hjerte-kar-sygdom*´´. Ugeskrift for læger, 172/13-14. 29. marts 2010.
K. A. Ellis m.fl.: ´´Comparing the Fatty Acid Composition of Organic and Conventional Milk.´´ Journal of Dairy Science, *89:1938-1950*.
N.L. Keim m.fl.: ´´The cholesterolemic effect of skim milk in young men consuming controlled diets.´´ purchaseNutrition Research, Volume 1, Issue 5, 1981, Pages 429-442.
R. Sieber: [Xanthine Oxidase In Homogenized Cow's Milk And Oster's Hypothesis: A Review][Article In German]. Zeitschrift Für Ernährungswissenschaft. 1983 Dec;22:219-33.
P. C. Elwood m.fl.: "The survival advantage of milk and dairy consumption: an overview of evidence from cohort studies of vascular diseases, diabetes and cancer". Journal of the American College of Nutrition, 2008 Dec;27(6):723S-34S.
J. Pennington: "Bowes & Church's Food Values of Portions Commonly Used". 17th Ed. Lippincott. Philadelphia- New York, 1998.
M. Tseng m.fl.: "Dairy, calcium, and vitamin D intakes and prostate cancer risk in the National Health and Nutrition Examination Epidemiologic Follow-up Study cohort". Journal of the American College of Nutrition, 2005; 81: 1147-54.
M. B. Veierod m.fl.: "Dietary fat intake and risk of prostate cancer: a prospective study of 25,708 Norwegian men". The International Journal of Cancer, 1997; 73: 634-8.

W. B. Grant: "An ecologic study of dietary links to prostate cancer". Alternative Medicine Review, 1999; 4: 162-9.

A. Miller m.fl.: "Conjugated linoleic acid (CLA)-enriched milk fat inhibits growth and modulates CLA-responsive biomarkers in MCF-7 and SW480 human cancer cell lines". British Journal of Nutrition 2003; 90: 877-85.

M. O'Shea m.fl.: "Milk fat conjugated linoleic acid (CLA) inhibits growth of human mammary MCF-7 cancer cells". Anticancer Research, 2000; 20: 3591-601.

S. C. Larsson m.fl.: "High-fat dairy food and conjugated linoleic acid intakes in relation to colorectal cancer incidence in the Swedish Mammography Cohort". British Journal of Nutrition, 2005; 82: 894-900.

L. H. Kushi m.fl.: "Prospective study of diet and ovarian cancer". ´American Journal of Epidemiology, 1999; 149: 21-31.

J. E. Chavarro m.fl.: "A prospective study of dairy foods intake and anovulatory infertility". Human Reproduction, 2007; 22: 1340-7.

C. A. Adebamowo m.fl.: "High school dietary dairy intake and teenage acne". Journal of the American Academy of Dermatology, 2005; 52: 207-14.

W. B. Grant: "Milk and other dietary influences on coronary heart disease". Alternative Medicine Review, 1998; 3: 281-94.

J. Riedler m.fl.: "Exposure to farming in early life and development of asthma and allergy: a cross-sectional survey". *Lancet,* 2001; 358: 1129-33.

Overvægt og søvn

Baron KG, Reid KJ, Kern AS, Zee PC. *Role of Sleep Timing in Caloric Intake and BMI.* Obesity (Silver Spring). 2011 Apr 28. Department of Neurology, Northwestern University, Chicago, Illinois, USA

J. Bass m.fl.: "Sleepless in America. A Pathway to Obesity and the Metabolic Syndrome?" Archives of Internal Medicine, 2005;165:15-16.

R. D. Vorona m.fl.: "Overweight and Obese Patients in a Primary Care Population Report Less Sleep Than Patients With a Normal Body Mass Index". Archives of Internal Medicine,. 2005;165:25-30.

A. Flores: "Looking for Links between Sleep Patterns and Obesity". The Agricultural Research Service (ARS)is the U.S. Department of Agriculture's, August 16, 2007.
http://www.ars.usda.gov/is/pr/2007/070816.htm

Nedbrydningsprodukter

L. Badolo: "Forsøg med leverceller kan redde menneskeliv". Lægemiddelforskning 2008. Kbh.s Universitet, Det Farmaceutiske Fakultet, Universitetsparken 2, 2100 Kbh. Ø.

Kurt Gleie m.fl.: "PVC-strækfilm til frugt og grønt - afsmitning af plastblødgøreren DEHA". Veterinær- og Fødevaredirektoratet, Mørkhøj Bygade 19, 2860 Søborg.

Ministeriet for Fødevarer, Landbrug og Fiskeri, Mørkhøj Bygade 19, 2860 Søborg. Metaller og Legeringer.

Søvn

A. Kumar m.fl.: "Protective effect of St. John's wort (Hypericum perforatum) extract on 72-hour sleep deprivation-induced anxiety-like behavior and oxidative damage in mice". Planta Medica, 2007 Oct;73(13):1358-64.

C. Hancke: "Perikum overtrumfer lykkepiller". Vitalrådet, 14-02-2005. www.vitalraadet.dk

B. S. Weeks: "Formulations of dietary supplements and herbal extracts for relaxation and anxiolytic action: Valarian". Medical Science Monitor. 2009 Nov;15(11):RA256-62.

V. Kumar: "Potential medicinal plants for CNS disorders: an overview". Phytotherapy Research, 2006 Dec;20(12):1023-35.

M. Nakade m.fl.: "An Integrated Effect of Protein Intake at Breakfast and Morning Exposure to Sunlight on The Circadian Typology in Japanese Infants Aged 2-6 Years". Journal of Physiological Anthropology, 2009 Sep;28(5):239-45.

Johnni Hansen: "Natarbejde Og Kræftrisiko". Institut For Epidemiologisk Kræftforskning, 27-04-2009.

Yoga
M. Hagins m.fl.: "Does practicing hatha yoga satisfy recommendations for intensity of physical activity which improves and maintains health and cardiovascular fitness?". BMC Complementary and Alternative Medicine, 2007 Nov 30;7:40.
M. D. Tran m.fl.: "Effects of Hatha Yoga Practice on the Health-Related Aspects of Physical Fitness". Preventive cardiology, 2001 Autumn;4:165-170.
S. Telles m.fl.: "Plasticity of motor control systems demonstrated by yoga training". Indian Journal of Physiology and Pharmacology, 1994 Apr;38:143-4.
P. S. Raju m. fl.: ´´Effect of yoga on exercise tolerance in normal healthy volunteers. Indian Journal of Physiology and Pharmacology, 1986 Apr-Jun;30:121-32
M. A. Gimbel: "Yoga, meditation, and imagery: clinical applications". Nurse Practitioners Forum. 1998 Dec;9:243-55. Review.

Åndedræt
D. K. Upadhyay m.fl.: "Effect of alternate nostril breathing exercise on cardiorespiratory functions". Nepal Medical College Journal, 2008 Mar;10:25-7.
S. Telles m.fl.: "Breathing through a particular nostril can alter metabolism and autonomic activities". Indian Journal of Physiology and Pharmacology, 1994 Apr;38:133-7.
V. Singh m.fl.: "Effect of yoga breathing exercises (pranayama) on airway reactivity in subjects with asthma". The Lancet, 1990 Jun 9;335(8702):1381-3.

∞ BOGEN BYGGER PÅ AYURVEDA

Ayurveda er en naturlig metode til sundhedspleje, der har til formål at skabe fysisk, mental og følelsesmæssig balance ved at rense og afbalancere fysiologien og styrke kroppens indbyggede selvreparationsmekanismer. Ayurveda giver råd og vejledning om, hvordan man kan styrke sin naturlige modstandskraft mod sygdom og udvikle sig til et sundere, gladere og dygtigere menneske.

Ayurveda er tusindvis af år gammel

Ayurveda er Indiens tusindårgamle holistiske sundhedssystem til at fremme sundhed og forebygge sygdom, der kombinerer det mentale, det følelsesmæssige og det fysiske i en meningsfyldt helhed. Den ayurvediske viden er ikke opstået som følge af videnskabelig forskning, men teksternes indhold kan i dag underbygges - og er blevet underbygget - af flere hundrede videnskabelige forskningsarbejder ved universiteter og forskningsinstitutter over hele verden. Mange er offentliggjort i anerkendte tidsskrifter som Science, The Lancet, Scientific American, American Journal of Physiology og Journal of Mind and Behaviour.

De klassiske ayurvediske tekster

Den ayurvediske viden har været praktiseret i mange årtusinder, før den blev skrevet ned (på sanskrit) for omkring 2000 år siden i en række tekster. Teksterne dækker både forebyggende medicin, anatomi, fysiologi, patologi, medicin, kirurgi, farmakologi, psykiatri, foryngelse, samt gynækologi og obstetrik og indeholder dermed også en omfattende viden om kvindens krop og helbred.
De oprindelige klassiske ayurvediske tekster er samlet i seks værker, som hver er delt op i flere tykke bind (300-700 sider hver). Den vigtigste, Charaka Samhita, består af syv tykke bind.

WHO anbefaler ayurveda

WHO (World Health Organization) anbefaler ayurveda og vedisk medicin, fordi det er nyttigt og praktisk, har færre bivirkninger, kan spare sundhedsvæsenet for mange udgifter, og er et holistisk sundhedssystem, der ser på det enkelte menneskes liv som en helhed - både sjæl, sind, krop, familie og omgivelser - og ikke blot på den fysiske krop.

Den klassiske, rene ayurveda

Inderen Maharishi Mahesh Yogi har i samarbejde med en gruppe ayurvediske eksperter genoprettet de klassiske ayurvediske principper i deres oprindelige rene form. Denne oprindelige ayurveda (kaldet Maharishi Ayurveda) omfatter 40 naturlige behandlings- og terapiformer uden negative bivirkninger (udrensning, urter, lydterapi og bevidsthedsudvikling). Bogen her bygger på den oprindelige klassiske Maharishi ayurveda og ikke den gængse ayurveda, som visse steder er udvandet i forhold til det oprindelige.

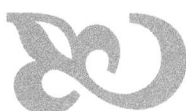

ଞ   Gå til lægen

Det er ikke meningen, at denne bog skal erstatte besøg hos lægen. Hvis du fejler noget, eller du er i tvivl om noget, bør du tale med din egen læge. Bogen indeholder generelle retningslinjer til kvinder om, hvordan de får en sundere livsstil. Der er ingen dele af bogen, der har til hensigt at diagnosticere eller behandle sygdom eller erstatte medicinsk og lægefaglig standardbehandling. Retningslinjerne er forebyggende og erstatter ikke andre retningslinjer, som gives af andre læger. Al viden i denne bog gives ud under forudsætning af, at læseren selv tager det fulde ansvar for sit helbred. Opsøg læge, hvis du har den mindste tvivl, og før du overvejer at ændre på nuværende medicin eller behandling.

Selv om de læsere, der følger retningslinjerne i denne bog, har haft gode resultater, er der ingen garanti for resultaterne. Forfatteren og forlaget kan ikke drages til ansvar for eventuelle bivirkninger eller uønskede resultater, som kunne opstå ved at følge vejledningen i denne bog. Forfatteren og forlaget kan på ingen måde gøres erstatningsansvarlig for de informationer, som findes i bogen - uanset om disse informationer mod forventning skulle være ukorrekte. Forfatteren og forlaget kan derfor ikke pålægges ansvar for skader, der direkte eller indirekte er pådraget på grundlag af de informationer, som findes i bogen. Indholdet i bogen er tænkt som generel sundhedsfaglig information for sundhed og kan på ingen måde sidestilles med personlig lægefaglig rådgivning.

Uvildighed
Hverken forfatteren eller forlaget er på nogen måde involveret i salg af kosttilskud og er ikke ansat ved eller på anden måde tilknyttet nogen form for medicinalindustri eller naturmedicinske virksomheder.

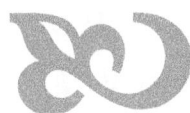

ଚ୍ଚ   OM FORFATTEREN

Charlotte Bech er læge, forfatter, og foredragsholder. Uddannet læge fra Københavns Universitet. Hun har arbejdet i Tennessee, USA, som læge for gravide og fødende kvinder, samt som kirurg ved Gentofte Amtssygehus og læge i intern medicin (arbejde med leukæmi, lymfekræft) på Rigshospitalet. Hun har i en årrække tillige undervist på lægestudiet ved Københavns Universitet. Charlotte Bech har siden 2001 drevet en privatklinik, hvor hun supplerer den gængse behandling med naturlige og mere skånsomme behandlingsformer, der er dokumenteret af lægevidenskabelig forskning (meditation, kost, kosttilskud, motion og livsstil). Siden 2014 har hun desuden undervist andre læger i det samme. Charlotte Bech er næstformand i European Ayurvedic Medical Association (EURAMA).

Kontakt: Læge Charlotte Bech: www.charlottebech.dk

Andre bøger af læge Charlotte Bech
Charlotte Bech:*Godt og sundt året rundt. Lægens 365 råd til bedre helse*. Documentas, 2010.
Charlotte Bech: *Godt og sundt for børn. Lægens ABC for naturlige børn*. Nyt Nordisk Forlag, 2011.
Charlotte Bech: *Bliv naturligt gravid*. Politikens Forlag, 2012.
Charlotte Bech: *The Female Monthly Cycle: How to tap into your secret power.* Forlaget Guldkornene 2017.
Charlotte Bech: *The Go Green Diet: How to quit meat in seven easy steps.* Forlaget Guldkornene 2017.

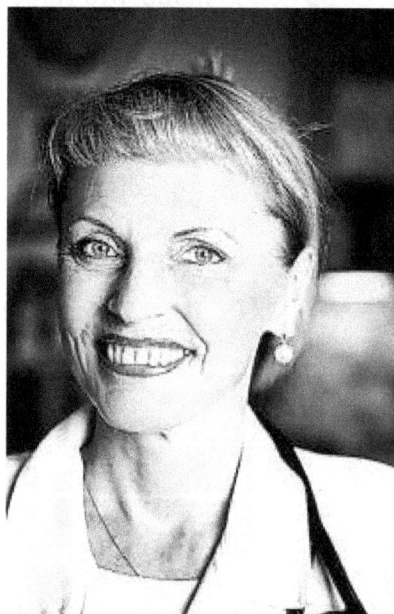

Hormoner i balance

© Forlaget Guldkornene, 2017

2. udgave, 1. oplag

ISBN: 978-87-93391-05-5

Forfatter: Charlotte Bech

Ekstern redaktør: Mette Møllevang

Art direction og grafisk tilrettelæggelse: Charlotte Bech

Foto af Anne-Grethe Bjarup Riis er taget af Per Morten Abrahamsen

Foto af Cæcilie Norby er taget af Gregor Hohenberg

Foto af Lene Siel er taget af Peter Irgens

Foto af Emilia van Hauen er taget af Bjarke Johansen

Foto af Monica Krog-Meyer er taget af Jens Ulrich

Foto af Pernille Aalund er taget af Thomas Vilhelm

Printed by LULU.com, 2017

Udgivet af Forlaget Guldkornene
Nørregade 41, 2. sal. 1165 København K

www.ingramcontent.com/pod-product-compliance
Lightning Source LLC
Chambersburg PA
CBHW080424270326

41929CB00018B/3146